如果医生得了高血脂

王 勇 朱成刚 主编

江苏凤凰科学技术出版社

图书在版编目(CIP)数据

如果医生得了高血脂/王勇，朱成刚主编．—南京：
江苏凤凰科学技术出版社，2015.1
 ISBN 978-7-5537-2264-1

Ⅰ.①如… Ⅱ.①王… ②朱… Ⅲ.①高血脂病-防治 Ⅳ.①R589.2

中国版本图书馆CIP数据核字(2015)第024419号

如果医生得了高血脂

主　　编	王　勇　朱成刚
责任编辑	孙连民
全案策划	安雅宁
特约编辑	张　欢　赵　娅
责任校对	郝慧华　陈晓丹
出版发行	凤凰出版传媒股份有限公司 江苏凤凰科学技术出版社
出版社地址	南京市湖南路1号A楼　邮编：210009
出版社网址	http://www.pspress.cn
经　　销	凤凰出版传媒股份有限公司
印　　刷	三河市金元印装有限公司
开　　本	700mm×1000mm　1/16
印　　张	15.5
字　　数	167千字
版　　次	2015年3月第1版
印　　次	2015年3月第1次印刷
标准书号	ISBN 978-7-5537-2264-1
定　　价	32.00元

图书如有印装质量问题，可随时向我社出版科调换。

作者序一
用知识搭设健康之桥

老子云:"祸兮福所倚,福兮祸所伏。"近年来,我国经济飞速发展,人民的物质生活水平迅速提升。但是,高速的发展也给人们的身体健康带来隐患。例如,工业发展带来环境污染,致使我国北方雾霾天大幅增加,严重影响人们的身心健康。还有竞争带来的巨大工作压力,让很多年轻人吃饭和作息不规律、长时间不运动,甚至染上抽烟酗酒等恶习,亚健康人群日益扩大。

长期在这样的环境下生活,身体总有一天难以承受,最终的结果就是生病。遗憾的是,我国人口众多,目前的医疗资源远远无法满足所有患者的需求。有资料显示:"中国的医药卫生总体水平被世界卫生组织排在第144位,而卫生公平性竟被排在第188位,全世界倒数第4位。这与我国的大国地位、与我国飞速发展的经济状况,以及与我国的国家性质相差甚远,医药卫生事业的严重滞后已成为我国社会发展的瓶颈。"[1]

从医疗现状上看,各家大型医院人满为患,诊室内人头攒动,患者往往经历数小时等待却只能换来医生的寥寥数语。而医生们呢?也异常辛苦。他们加班加点、周末无休,依然忙得不可开交,更有甚者,我们经常听到医生们英年早逝的噩耗。

---

[1]《中国卫生公平性被排全世界倒数第4位》,《南方日报》,2007年3月12日。

医生并非不想对每一位患者做出详细的病情分析和完备的指导，但有太多患者在等候，平均到每一位患者身上的有限的时间，让医生们只能止步于给出诊疗意见和用药指导。且因人口基数大、医生数量有限、国家投入有限等客观因素，此情况将长期存在。

如何解决这种情况？许多有识之士都在思考。这套书的编写也正基于此考虑。我们旨在通过文字，搭设一座医生与患者沟通的桥梁，将医生没来得及在诊室内条分缕析、详细阐述的话写在纸上，为您提供疾病预防、就医指南、日常护理等方面的详细内容，让书中的知识如同家庭医生一般陪伴您左右，守护您的健康。

这套书在内容上有三大特点：

1.以通俗易懂的科普方式，讲解疾病的成因及治疗原理等问题。通过阅读，您将了解疾病的起因，明白如何通过改变自己的生活方式与疾病抗争。

2.本书特别讲解了慢性疾病防治办法，将慢性疾病的防治渗透到您的日常生活中，时时刻刻守护您的健康。

3.本书强调了日常健康管理的重要性。通过阅读，您能及早发现生活中的健康隐患，并及时改正，从而提高生命质量。

这套书包含了笔者多年丰富的健康管理经验和临床经验，希望能为您打开一扇通往健康的门。更希望阅读这套书的过程，是医生与患者进行的一次关于健康、医患关系、生命的意义的深度交流，能为守护患者的健康、化解僵硬的医患关系尽一份绵薄之力。

王勇
2015年1月1日

作者序二
高血脂，我们共同的忧

提起高血脂，很多人第一反应是"哦，那是胖子的事儿，跟我没关系"。事实果真如此吗？截止到2013年底，我国18岁以上血脂异常人群已经达到1.8亿。血脂异常总患病率高达13.2%。也就是说，平均每6个人中，就有1个人是血脂异常。尤其是一些特殊行业的从业人员，比如出租车司机、教师、医生等，这类人群的血脂异常率已经超过了50%。现在，你还觉得高血脂只是胖子的事儿，跟自己没关系吗？

一般来说，除了肥胖人群，40岁以上的男性、绝经的女性，有黄色瘤、有血脂异常及心脑血管疾病家族史的人，都是高血脂的易患人群。假如你属于上述任何一类，那你都是重点防治对象，需要定期检查血脂。

如果你现在已经出现了血脂异常，那么你怎样看待这种病呢？我遇到过的极端反应有两种。一种是觉得天塌下来了："啊！我怎么这么倒霉，怎么办呢？以后的日子可怎么过啊？"另一种是满不在乎："无所谓了，反正那么多人得，不都活得好好的嘛。"

显然，这两种态度都是不对的。前一种过于大惊小怪，后一种又对自己的健康太不负责任。我们需要端正态度，知道更多关于高血脂的知识，对自己的身体状况有更客观、更全面的了解，进而给身体更好的呵护与照顾。

从医这么多年来，我遇到太多的人，每个人都说自己在意健康，可是当我看到他们的体检结果告诉他们要注意血脂时，他们却说："这没什么大碍吧，我根本没有任何异样的感觉。"这其中，又以年轻人居多。这是非常可怕的一种倾向，因为以往的高血脂患者都是中老年人偏多，可是近些年来年轻化的趋势越来越明显，35岁以下男性血脂异常的比例明显增加，这种状况使人忧心。

和中老年患者相比，这些较为年轻的患者对高血脂满不在乎、毫不在意的态度更让人担忧。高血脂由于隐蔽性更强，比高血压更厉害、更可怕。血脂异常是冠心病、心梗和缺血性脑卒中等心脑血管疾病的重要危险因素之一，跟高血压一样，都是百病之源。虽然你感觉没有任何症状，可是一旦发病，那就是可能造成伤残或死亡后果的疾病。

正是因为大家对血脂异常的重视度还远远不够，所以大量血脂异常的人未能得到及时就诊，而且即便是确诊了，血脂控制也并不理想。

大家千万不要再觉得高血脂离自己很遥远，更不要觉得血脂出现了异常也没什么可怕的。从医生角度来讲，在短短的诊疗时间内，是不可能将所有的注意事项都事无巨细地告诉你，因此，你必须自觉学习一些高血脂基本知识，知道如何预防和辅助治疗高血脂。知道了这些医生没有来得及告诉你的事，才能防止将来听到医生不得不告诉你的坏消息。

朱成刚

2015年3月10日

目录

hyperlipidemie

第一章　认识高血脂
幸福生活的"隐形杀手"·001

知己知彼：什么是高血脂·002

血脂高不高，四项指标综合着看·004

血脂这样查，检查结果才靠谱·007

原发还是继发？找到根源才能对症下药·011

高血脂不是独行侠，并发症让可怕度升级·014

血黏度高不是事儿，血脂指标才要紧·024

第二章　发现高血脂
警惕身体发出的危险信号·027

胖瘦不决定血脂的高低，年轻不代表高血脂不会发生·028

血脂高是病得治，找医生早诊断早治疗·031

高血脂六大高危人群，你在其中吗？·034

了解高血脂的各种征兆，第一时间发现高血脂·038

看病挂号有讲究，不只内科管降脂·049

要特别警惕孩子患上高血脂·052

血脂高了不好，低了也不好·054

第三章 饮食降血脂
把吃出来的高血脂吃回去·057

慢性病治疗急不得,先从吃上来解决·058
坚持"一个平衡,五个原则",合理布局饮食结构·060
"坏"的碳水化合物,升糖又升脂;"好"的碳水化合物,降脂佳品·065
高胆固醇食物,为了健康就割舍掉它们吧·067
一日之计在于晨,每天降脂从一碗粥开始·072
谷物搭配,血管、肠胃都不累·078
既然要降脂,不能放过油·085
降血脂的生活:无肉不欢,缺鱼不可·090
菌类、蔬菜和瓜果,必不可少的降脂三宝·094
靓汤可用海带配,降脂健康更美味·107
适当饮酒、正确喝茶也能助降脂·110
自己动手设计降脂方案·117

---- * ----

第四章 治疗高血脂
日常生活中这样辅助降脂·121

降脂两大基本原则:管住嘴,迈开腿·122
久坐最不利健康,要降脂就"站起来"·124

睡得香，起得缓，两者做到保健康·127
孩子减脂不用药，家长引导是关键·130
青年人多健身，降脂减肥魅力增·134
中年人一日万步行，"三高"不会找上门·138
老年人降脂要"轻运动"，平稳控制摆第一·141
凡事量力而行，降脂运动贵在坚持·147
运动不是万能的，有这些状况的老人不适合运动降脂·150
试试音乐疗法，感受节奏与韵律的治疗魅力·152

———— * ————

第五章 高血脂保健
从身体到心灵，打响血脂保卫战·155

现在戒烟为时未晚，还要远离二手烟·156
睡前醒后一杯水，解渴消栓又降脂·159
不缺别补，并不是所有维生素都有利于健康·161
多吃"镁"食，促进卵磷脂的合成·164
高血脂患者的中医保健·166
高血脂患者的心理保健·177

第六章 预防高血脂
让自己和家人都远离它·193

未病先防,有家族病史的孩子尤其不能排除在预防范围之外·194

警惕高血脂六大"危险因素"·196

吃决定健康,改掉不规律、不科学的饮食习惯·199

好的生活习惯等于成功了一半·202

排便问题需重视,两天不排便,毒素生、血液糟·205

定期体检是隐形杀手的"照妖镜"·207

特殊人群如何预防高血脂·209

降脂不分胖瘦·217

职业不同,高血脂预防方法各有侧重·222

绕开这些不降反升的高血脂防治误区·231

第一章
hyperlipidemia

认识高血脂
幸福生活的"隐形杀手"

高血脂是我们生活中最为常见的慢性病之一,在中老年人当中发病率高,可以引起动脉粥样硬化、高血压、冠心病等,甚至危及生命。想要预防和治疗高血脂,就需要先正确、全面认识它,在此基础上我们才能做到遇病不慌,防治得当,避免治疗和预防上的错误观念和误区,使我们远离高血脂的危害。

知己知彼：什么是高血脂

———— ＊ ————

"血脂"，顾名思义就是血液中的脂肪。可是我们大家都见过鲜血，它是鲜红的液体，不是固体，更看不见脂肪啊。其实，这些脂肪我们不仅看不出来，甚至也感觉不到，这正是血脂异常可怕的地方。它发生的时候你不会有任何异样的感觉，等到有感觉的时候往往已经有相当严重的并发症了。

那么，血脂的准确定义到底是什么呢？一般医生会告诉你，它是我们血液中所含脂类物质的总称。我们的血液中，脂类主要包括甘油三酯、磷脂、胆固醇和游离脂肪酸。虽然血液中脂类含量与全身脂类总量相比，只占极少的一部分，但由于血液在身体各组织之间循环流动，所以检查血液中的脂肪含量，可以清楚地看到我们身体的脂类代谢情况。

脂肪本身并没有好坏之说，并且脂肪还是我们身体所必需的，它是能量的重要来源。就拿血液中的这些脂类来说吧：磷脂、胆固醇是构成细胞膜的重要材料，脑和神经构成也都需要磷脂，胆固醇还是体内合成激素的必需物质；从膳食中摄取的营养物质，有些是脂溶性的，比如维生素A、D、E、K，它们必须与脂肪一起存在，才能在肠道中被溶解吸收；脂质对皮肤上皮细胞有保护作用，可以加速皮肤损伤的愈合；皮肤下面的脂肪还有助于御寒和维持正常体温。所以，脂肪对我们的身体来说具有重要的生理功能，像阳光一样是不可或缺的。我们提防的是不可让脂肪在我们身体中储藏过多，俗话说物极必反，过多必然会引起我们身体的不适和对健康的影响。

血脂中与我们身体健康关系最密切的是胆固醇和甘油三酯，如果我们血浆中的胆固醇和（或）甘油三酯在空腹条件下测定高于正常值，我们通常称之为"高血脂"。但事实上"高血脂"这个说法是不够准确的，严格说来应该被称为"高脂蛋白血症"，更准确全面的说法是"血脂异常"。临床上，我们会用"高脂血症"这个术语，不过本书中我们还是会采取"高血脂"这种大家比较熟悉的说法来指称这种血脂代谢紊乱的状态。

高血脂和高血压一样，只有很少数是由于全身性疾病所导致的（被称为继发性血脂异常），其他绝大多数都是因遗传基因缺陷，或者与环境因素相互作用引起的，被称为原发性血脂异常。

临床上对高血脂的分类，我们目前广泛采用的是世界卫生组织（WHO）1970年建议采用的五型分类方法，把高血脂分成Ⅰ～Ⅴ型，其中Ⅱ型又分为A和B两种，也就是一共六种。再简化一点，我们还可以把高血脂根据是甘油三酯增高为主，还是总胆固醇增高为主，抑或两者都有比较明显的增高分成三类：高甘油三酯血症、高胆固醇血症及混合性高脂血症。具体情形这里我们就不多讲了，大家有这个印象就可以了。

血脂高不高，四项指标综合着看

大家如果去医院检查血脂，里面会有很多项目，但基本项目主要有四项。无论是需要进行心血管危险评价，还是需要给予降脂药物治疗的患者，都必须进行这四项血脂检查。所以，我认为大家很有必要了解这四项与血脂水平密切相关的因素，它们分别是 TC（总胆固醇）、TG（甘油三酯）、HDL-C（高密度脂蛋白胆固醇）和 LDL-C（低密度脂蛋白胆固醇）。有高血脂的患者，一定对这几个英文名词不陌生，我希望大家能够记得它们分别代表什么，分别给我们透露出了哪些健康方面的信息。

- TC（总胆固醇）

胆固醇这个名字大家也很熟悉，那它到底是一种什么样的物质呢？胆固醇可以说是一种不溶于水的"油"，但实际上血液中没有单独存在的胆固醇，胆固醇必须与载脂蛋白和磷脂结合后，才能在血液中自由流动。也就是说，总胆固醇就是血液中各种脂蛋白所含胆固醇的总和。

一般来说，我们血液中的总胆固醇主要受到三个因素的影响。

第一个是性别与年龄。总胆固醇的水平常常随着年龄增长而上升，但到 70 岁后不再上升，甚至还有所下降。而且，中青年女性总胆固醇水平低于男性，但女性等到绝经后，她们的总胆固醇水平会比同年龄的男性高。

第二个是饮食习惯。长期摄入高胆固醇、高饱和脂肪酸的食物，会造成总胆固醇升高。

第三个是遗传因素。例如与脂蛋白代谢相关的酶或者受体基因发生突变，就会让总胆固醇的含量出现明显的升高。

- TG（甘油三酯）

临床上，我们测定的甘油三酯是血浆中各种不同的脂蛋白所含甘油三酯的总和。甘油三酯的水平也受到遗传和环境因素的双重影响。不过甘油三酯跟总胆固醇不大一样，我们每一个人的甘油三酯水平，受饮食和不同时间等因素的影响比较大，当我们在不同时间和不同状态下检查时，测出来的数值可能会有很大的差异，它只反映短时期内我们的身体状况。

- HDL-C（高密度脂蛋白胆固醇）和LDL-C（低密度脂蛋白胆固醇）

这是两种胆固醇，只是一种"好"，一种"坏"。简单来说，我们身体里面的胆固醇可以分成高密度脂蛋白胆固醇和低密度脂蛋白胆固醇两种，前者对心血管有保护作用，通常被称为"好胆固醇"，载有它的高密度脂蛋白，自然也就是好的，比如HDL，它能够把血管壁多余的胆固醇运送回肝脏进行代谢，从而保护血管免受侵害。因此，HDL和它所携带的胆固醇HDL-C都是对健康有好处的。

而LDL就不一样了，这是一种"坏"的胆固醇携带者。它从肝脏携带胆固醇到周围血管，特别是到心脏上的血管（医学上称冠状动脉），造成过多的胆固醇在血管壁上存积，引起冠心病。假如血液中的 LDL 偏高，冠心病的危险性就会增加，所以，LDL 和它所携带的胆固醇 LDL-C 升高，对我们的健康都是有坏处的。

现在我们已经对这四项基本指标有了基本了解，大家应该清楚了，并不是所有胆固醇都是坏的，也并不是所有胆固醇升高都是坏事，假如血液中的高密度脂蛋白胆固醇升高，反而可以保护我们免受心脑血管病的侵扰。

血脂这样查，检查结果才靠谱

随着人们生活水平的日益提高，血脂跟血压一样，也有越来越高的趋势。但是跟量血压相比，大家对于检查血脂还不是特别熟悉，很多患者不知道有哪些注意事项，门诊上查血脂时我也经常遇到一些哭笑不得的事情。在这里也跟大家提个醒，为了检查出准确的血脂水平，大家一定要牢记这些注意事项：

- **空腹**

人体的血脂水平波动是比较大的，而且非常容易受到各种因素的影响。所以，检查血脂一定要空腹。很多人会觉得，空腹抽血嘛，这个我们都知道。你确定真的知道吗？

有位老大爷来查血脂之前，我交代他空腹。可是到了那天早上我问他，他说："大夫我没吃东西，只喝了一碗粥。粥里一点油都没有，不会影响血脂检查吧？"我哭笑不得，喝粥就不算吃东西了吗？虽然粥里面几乎没有脂肪，可是糖类也会引起甘油三酯水平的升高。而粥是碳水化合物，它的代谢产物正是葡萄糖，肯定会影响到检查结果。

还有位年轻男士来查血脂的时候，声称自己是"空腹"，因为这天早上他没有吃东西也没有喝水。可是，他前一天晚上陪客人吃饭应酬到了凌晨一点钟。这能算是空腹吗？前一天晚上吃的东西还没有完全代谢，空腹时间不够，所以他检查出来的血脂水平是不够准确客观的。

很多人只知道做血脂检查时要空腹，却不知道空腹多长时间才合适。我们吃完东西之后，人的血脂水平，尤其是甘油三酯的水平会明显升高，并且会在餐后 2～4 个小时内达到最高峰，然后逐渐开始下降，在餐后 8 个小时后才会基本恢复到空腹时的水平。不过人的代谢能力不尽相同，为了保险起见，临床上规定人们应该在餐后 10 个小时再进行血脂检查，最佳时间是餐后的 10～12 个小时之内。也就是说，第二天早晨八点你要抽血，那么前一天晚上十点之后就绝对不要再吃东西了，最好连水都不要喝。

- **检查前一天晚上忌食高脂食物、忌饮酒**

除了检查的当天早晨要空腹之外，前一天晚上也要清淡饮食。有患者来检查之后发现甘油三酯水平偏高，问清楚之后发现，前一天晚上同学聚会他吃了不少大鱼大肉，尤其是一个人吃了大半只北京烤鸭，这肯定会影响检查结果的。我们的甘油三酯的水平非常容易受到食物的影响，从而在短期内发生明显的变化。因此，我建议大家在抽血化验前三天，就不要吃太多高脂肪食物了。

过犹不及不好，矫枉过正其实也不好，有的人为了让化验结果比较放心就斋戒三天，这也是不对的。毕竟，你想要医生看到的是自己身体的真实状况，而不是拿一个自欺欺人的化验结果。我就曾遇到过高血脂患者，他期盼自己早点好起来，在复查前一天只吃青菜水果，一点荤腥油腻都不沾。这种做法虽然可以让血脂水平低一些，但检查结果会影响医生对病情的判断，很有可能会延误病情。

所以，为了拿到一个真实客观的检查结果，我们在检查前既不要大鱼大肉，也不要过于清淡，保持自己平时正常的饮食和生活习惯就好了。一般除了避免高脂食物之外，抽血前一周之内也不要大量饮酒，饮酒也能明显升高甘油三酯和高密度脂蛋白的浓度，导致化验结果有误差。

• **在生理与病理状态比较稳定的情况下进行化验**

这一点女性朋友们要格外注意，月经、妊娠、哺乳等特殊时期是不适合检查血脂的。临床研究发现，创伤、急性感染、感冒、心肌梗死以及月经来潮、妊娠、哺乳等多种病理及生理变化，都会影响血脂检查的结果，尤其是急性感染，对血脂的影响尤为明显。所以，我们检查血脂的时候要尽量避开月经期。处于哺乳期的女性，应该在停止哺乳至少3个月以后，再进行血脂检查。除此之外，近期患有重大疾病、急性病、严重外伤及做过手术的人，也不适合进行血脂检查，如果必须做这项检查，就应该将自己的病情告诉医生，以便医生综合考虑你的身体状况，做出更准确的诊断。

除了这些疾病以及特殊时刻，大家一定还要注意一点，那就是在身体"比较稳定"的情况下检查。有的患者可能是为了赶时间，也有可能是爬楼梯爬得太快，到了诊室好大一会儿了还气喘吁吁的，这种状态去检查，血脂水平一定会受影响的。同样，你刚跟人大吵一架或者情绪特别抑郁，都会影响到血脂水平。因此查血脂时，不管是身体状态还是心理状况，都要尽可能平稳才好。

- **不要在服用这些药物时检查**

药物会影响体检各项指标的数值，这个应该是常识了，大家都应该很清楚。对于血脂检查来说，避孕药、某些降压药如心得安、血脂调节药、噻嗪类利尿剂如双氢克尿噻、氯噻酮、激素类药物等，会影响血脂水平，导致检查结果出现误差。最好的做法就是采血前，停用影响血脂的药物数天或数周。如果不能停药，就一定要告知医生你的用药情况。

最后还有一点是在检查之后需要注意的，在这里也一并叮嘱大家。如果我们的血脂检查结果没有明显偏高，只是接近或超过参考值，医生也没有给你用药，那就不要擅自服药。你可以在间隔一周之后，去同一家医院的实验室抽血复查，尽量减少或避免由于实验室误差或身体状况变化造成的假象。至少应该有两次血脂检查的记录，才能够确定一个人是否真的患有高血脂。所以大家不要心急，不要仅凭一次检查就自作主张用药，避免自找麻烦。

原发还是继发？找到根源才能对症下药

前一阵子我刚接诊了一位患者，他是个工人，平时工作很累很忙，生活没有什么规律，但是他很年轻，身体素质本来也比较好，而且对自己的饮食也很注意。但是尽管如此，有一次体检还是检查出来患上了肾炎，他也没把这病放在心上，就随便治疗了一下，不疼了就没再继续治疗。半年之后，他的身体又开始严重不适，再去检查的时候，医生发现他不仅肾炎严重了，居然还多出了高血脂。他来找我的时候一脸疑惑："我就不明白了，我这么瘦，平时生活也不是大鱼大肉的，怎么会有高血脂呢？"

他的高血脂，是和肾炎有关系的。肾炎使得很多有利于人体的载脂蛋白从尿液中丢失了。刚才我们已经提过，高密度脂蛋白胆固醇可以把脂质转运至肝脏，让肝脏把它分解，避免血中脂质过高增加它在血管壁沉积的机会，对人体有保护作用。现在这种好的脂蛋白损失了很多，导致密度低的坏的脂蛋白和甘油三酯都有所升高，从而让血脂出现了异常变化。更可怕的是，血脂浓度的变化反过来又会影响到肾炎病情。

很多患者都不明白肾炎和高血脂的这个关系，疏于治疗。比如我的这位患者，他本身已经有肾脏疾病，现在又有了高血脂，血液中的低密度脂蛋白升高，它就会与肾脏内的系膜细胞结合，引起系膜细胞的增殖，也就是促进了肾小球的硬化，这是慢性肾功能衰竭的前奏。所以大家现在应该能明白，肾炎会引起血脂浓度异常，而血脂浓度异常又会加剧对肾的破坏，这样恶性循环下去，后果是非常可怕的。

像我的这位患者，他的高血脂，是由肾炎引起的。这种由于某种或者某几种全身系统性疾病所引起的血脂异常，叫作继发性血脂异常。可以引起继发性血脂异常的系统性疾病，主要有糖尿病、肾病综合征、甲状腺功能减退症，还有肾功能衰竭、肝脏疾病、系统性红斑狼疮、糖原累积症、骨髓瘤、脂肪萎缩症、急性卟啉病、多囊卵巢综合征等。

此外，某些药物如利尿剂、β受体阻滞剂、糖皮质激素等，也可能引起继发性血脂升高。很多时候，正如那句"祸不单行"一样，很多病症总不是单独出现的，很多病症会对人体的机理产生影响，一些功能的减弱就会导致另外一些疾病的发生。假如患者已经有了上述这些疾病，那么随之而来的高血脂，就是一种并发症。

一个血脂异常的患者，在排除了继发性血脂异常的可能后，就可以被诊断为原发性血脂异常，因为血脂异常从发病原因就只分为这两类。原发性血脂异常的发病原因到现在为止，还没有人能给出一个清晰的解释。我们只知道，有一部分原发性血脂异常是由于先天性基因缺陷所致，例如低密度脂蛋白受体基因缺陷会引起家族性高胆固醇血症等；但其他另一部分原发性血脂异常的病因，还有待学者和医生共同努力去揭示。

尽管原发性血脂异常病因尚不明确，但还是可以确定跟我们的生活方式是有关系的。比如，假如你平时空腹血脂正常，现在吃了猪油炒鸡蛋，

2个小时后到医院去抽血查血脂,就会发现此时的血脂水平,比平时空腹水平高出许多。不过很明显,这种膳食所造成的影响只是暂时的。一般来说,3~6个小时之后,血脂就趋于正常了。但如果我们长久以来一直是这种高脂饮食模式,血液中的脂含量始终居高不下,就有可能成为高血脂,危害我们的身体健康了。

高血脂不是独行侠，并发症让可怕度升级

"三高"联手悄然染身，猝不及防

和高血压一样，高血脂也是非常危险的，它的发病人群数量非常庞大，但是却不易被察觉，知晓率仅有25%，所以它被称为"无声的杀手"或者"隐形杀手"。

高血脂在早期人体几乎没有任何感觉，它的致病是一个非常缓慢的过程，常常是从青壮年甚至幼儿时期就开始了，因为没有不舒服的感觉，往往不能被及时发现。等到发现的时候，通常已经很严重了。

前文我们已经简单讲过什么是血脂和高血脂了。那么，如果高血脂出现，会对身体产生哪些威胁呢？

高血脂最常见的一种危害是血脂出现异常，坏胆固醇的含量过高，使胆固醇沉积在血管壁上，引起血管壁增厚，血管腔变窄，导致动脉粥样硬化，进而发展到堵塞重要脏器的血液供应，使得我们的身体出现组织、功能损害。这时候，身体就会出现明显的不适，主要表现为头晕、头疼、健忘、乏力、四肢麻木等，也有一些患者没有明显症状。但没有明显症状的患者，往往更危险。

有一次春节刚过，我接诊了一位病人，他是因为"胃痛难耐"被送进医院的。然而诊断以后发现，他根本不是普通的胃痛，而是得了"心梗"。倘若救治不及时，非常有可能出现生命危险。那么他是什么情况呢？

他早就知道自己有高血脂，可是由于根本没有任何症状，自己也才三十多岁，想来也不会有什么大危险，于是就没放在心上。他本身是做销售的，几乎天天周旋于客户的应酬饭局。我想他是知道自己不应该天天大鱼大肉、不醉不归的，可是为了不扫客户的兴致，也只能周旋到底。尤其春节期间应酬特别多，有一天他突然感到胃痛，粗心的他以为这是工作繁忙的后遗症，好好休息等过了这一段时间就行了。没想到元宵节还没到，他就被送进医院了。

这种情形并不罕见，高血脂是动脉硬化和心脑血管疾病的主要危险因素，由它引发的并发症种类非常繁多，后果也相当严重。

本身就有高血脂的人，如果有长期大量吸烟喝酒、缺乏运动及饮食搭配不合理等不良生活方式，会促使病情加重。而严寒酷暑、压力过大、过度疲劳、突然用力、紧张、生气或激动等诱因，就可以诱发心脏病。等到这时候再重视高血脂，就已经太晚了。

大家可能知道高血压是引起动脉粥样硬化的一个重要原因，你们不知道的是，高血脂也是引起动脉粥样硬化，进而造成冠心病和脑血管意外的重要因素，它和高血糖、高血压统称为"三高"，是威胁我们健康与生命的主要危险因素。任何"一高"拿出来，似乎对我们的正常生活都不会有太大的影响，但聚集在一起，就成了要命的危险因素。这也正是它们可怕的地方，大家往往不够警惕。

人在健康的时候，血液也是健康的，可是一旦身体出现了状况，血液就直接性地发生病变。我们血液中的脂含量过高时，血液中的各种成分也会相应出现变化。比如：红细胞膜黏度增高、红细胞变形能力降低、微循环障碍、血液黏度增高、血栓形成增加、血小板聚集等。大家可能不太清楚这都是一些怎样的疾病，但一定能猜出来身体上出现这些状况肯定不是什么好事，它们都会对血液、对身体产生各种各样的危害。

无病才能一身轻，我相信每个人都不希望这些疾病出现在自己身上。所以日常生活中，我们一定要学会避开这种隐形杀手，即使是不小心招惹上了，也要马上开始治疗，千万不要存在侥幸、满不在乎的心理。

高血脂往往与心脑血管疾病结伴而行

很多患者来找我开单子检查血脂的时候，往往会犯嘀咕："我明明是高血压，为什么医生让我来测血脂？"同样，很多患者被确诊是高血脂时，我通常也会建议他们量量血压。即便他们血压不高，我也会叮嘱他们经常测测血压。

为什么要这样做呢？我们关心高血压病人的血脂，又关心高血脂病人的血压，肯定不是为了让患者多花冤枉钱，当然是有理由的。

高血压的产生与发展，都跟高血脂和冠心病密切相关。临床大量研究结果显示，许多高血压病人常常并发脂质代谢异常，表现为低密度胆固醇和甘油三酯的含量比正常人显著增多。而高密度脂蛋白胆固醇,也就是"好胆固醇"的含量显著降低,这是为什么呢?原因是当我们有高血压时,血流对血管壁的压力会增大,进而撞击、撕裂血管内膜,造成内膜破损,为脂质进入血管壁堆积创造机会。所以,我们会建议高血压病人测一测自己的血脂。

另一方面,许多高血脂患者也常常合并患有高血压。目前学者已经证实,高血压病人的血清脂质和脂蛋白代谢紊乱,与动脉粥样硬化的发生发展直接相关。高血压和高血脂都属于冠心病的主要危险因素,而且当两者同时存在的时候,冠心病的发病率将会远远高出只存在一项的患者。这说明高血压和高血脂对于冠心病等心血管病是有协同作用的,它们在一起时的危害性会叠加,远远大于两者单独存在时所造成的危害之和。

因此,当我们出现高血压时积极预防高血脂,或者出现高血脂时积极预防高血压,防患于未然,对于预防严重的心脑血管疾病以及其他并发症都是非常重要的。

就拿大家谈之色变的冠心病来说吧。大约有八成突发猝死的患者都是因为冠心病造成的,它是目前严重威胁人类健康和生命的主要疾病之一。其全称是冠状动脉粥样硬化性心脏病,病因是为心脏输送血液的冠状动脉狭窄或者发生堵塞,引发心肌缺血,严重的会造成心肌梗死,极易发生心脏猝死。而这种可怕的冠心病,跟高血脂是有关系的。

临床上我们已经证实,血浆中的血脂含量和比例,跟动脉粥样硬化有直接关系。胆固醇、甘油三酯和低密度脂蛋白这些破坏血管内皮细胞的物质，当它们的含量在血浆中升高时，就会导致血管内皮损伤，造成动脉粥样硬化。如果供应心脏的冠状动脉硬化，就会使心脏的供血量不足，病人就会感觉胸闷、气短、心前区疼痛，甚至猝死。

高密度脂蛋白对动脉血管内皮细胞具有极强的保护作用，它能把滞留在血管壁等末梢组织中多余的胆固醇揪出来，加以集中带回肝脏，经肠道排出体外，发挥着血管清道夫的作用。高密度脂蛋白除了保护血管内皮不被胆固醇破坏以外，还能使血脂之间的比例均衡，防止动脉出现可怕的粥样硬化。而高血脂的表现却是低密度脂蛋白含量增高与高密度脂蛋白含量降低，所以很容易引发动脉硬化、冠心病等。

现在，我们应该清楚为什么医生会让高血压患者检查血脂，让高血脂患者检查血压了吧。对这"二高"都有所了解，才有利于患者的治疗。当然，这也意味着，假如我们有了其中"一高"，就一定要密切关注另一个，尽量不要让它们一起出现。

高血脂让"代谢综合征"找上门来

在谈这个问题之前，我们先要来看看什么是"代谢综合征"。这个词很多人并不熟悉，它以前在我国的发病情况并不多见，因为那时的生活水平并不高。但是现在，随着生活水平的不断提高，我国的肥胖病人、高血压病人、高血脂病人、糖尿病病人的数量不断增多，所以代谢综合征在我国的发病率目前也越来越高，而且丝毫没有减弱的趋势。

所谓代谢综合征，是指高血压、血糖异常、血脂紊乱和肥胖症等多种疾病在人体内集结的一种状态。简单来说，这是一种综合征，是一组心脑血管疾病的危险因素集中发生在一个人身上。并且高血压、高血脂、高血糖、肥胖这些病症有一个共同的病根，这个病根就是肥胖尤其是中心性肥胖所造成的胰岛素抵抗。在肌肉细胞内，胰岛素抵抗降低葡萄糖的吸收；而在肝细胞内，胰岛素抵抗降低葡萄糖的储备，两者共同导致血糖含量的提高。而在脂肪细胞内，胰岛素抵抗导致储存的甘油三酯水解，进而提高血浆内自由脂肪酸的含量，进而影响我们的血脂值。因此高血糖、高血压和高血脂三者的关系很密切，这三者往往相伴而生。

代谢综合征最主要的临床后果是高血压、冠心病、脑卒中和外周血管动脉粥样硬化等心血管损害，是多重心血管病的危险因素。它所造成的病理效应，不是单个危险因素简单相加，而是互为因果，呈现出恶性循环，坏的影响倍增。而且，代谢综合征还有增加高尿酸血症、黑棘皮症、多囊卵巢病等的风险。也就是说，它能直接导致严重心脑血管疾病的发生，并造成死亡。

那么这种综合征和高血脂又有什么关系呢？医学专家经过长期的研究探索，发现了代谢综合征的常见发病模式是这样的：中心性肥胖→高血脂→高血压→高血糖→心脑血管疾病等。

大家可以看到，高血脂在里面占据了关键的一环，它是身体从亚健康状态到患上疾病的一个转折点，不得不引起我们的重视。

在这里我必须要提醒大家，如果你的体形不够标准，显然已经超重或者达到了肥胖的程度，并且同时还有高血脂，就一定要警惕代谢综合征找上门来。想要知道我为什么这样说，大家可以先看看代谢综合征的诊断标准。假如某个人在具有必备指标的基础上至少还具有其他指标中的任何两项，那么就可以确诊是代谢综合征。

这个"必备指标"就是中心性肥胖。在我国，男性腰围大于等于90厘米或者腰臀比在0.9以上，女性腰围大于等于80厘米或者腰臀比在0.8以上，就是中心性肥胖了。

其他指标包括下面这些：

甘油三酯水平升高： 甘油三酯≥1.7mmol/L或已接受针对性的治疗。

高密度脂蛋白胆固醇水平降低： 男性<1.03mmol/L 女性<1.29mmol/L 或已接受针对性的治疗。

血压升高： 收缩压≥130mmHg或舒张压≥85mmHg，或已接受降压治疗，或此前已被诊断为高血压。

空腹血糖升高： 空腹血糖≥5.6mmol/L，或已被诊断为2型糖尿病。

大家可以看出来，假如你是高血脂患者，往往意味着甘油三酯水平升高以及高密度脂蛋白胆固醇水平降低，这已经具备了两项，假如再有中心性肥胖，毫无疑问就是患有代谢综合征了。所以，假如你已经出现高血脂，就一定要努力控制自己的腰围了，避免再出现中心性肥胖。

对待代谢综合征重在预防，为此我们必须做的事情是拥有健康的生活方式，主动控制每天摄入的总热量，同时改变饮食结构，尽可能低脂饮食，各种油脂摄入应小于总热量的30%，胆固醇摄入小于每天300毫克。而且，由于饱和脂肪酸会使代谢综合征日益加重，所以我们要多食用含有不饱和脂肪酸的食物，如核桃、杏仁、榛子等，少吃含有反式脂肪酸的食物，比如人工奶油、冰淇淋、油炸及膨化食品等。与此同时，还要适当增加运动量，以减轻体重。

高血脂与脂肪肝"狼狈为奸"，让肝脏不堪重负

高血脂除了经常和高血压、高血糖相伴而生之外，它还喜欢和脂肪肝"狼狈为奸"。相信大家会觉得这个不难理解，都是脂肪嘛，只不过一个是血液里面脂肪含量高，一个是肝脏里面脂肪含量高。这样理解本身没什么错，但在这里我有一些问题想要向大家澄清。

在澄清之前，让我们先来看看什么是脂肪肝。

"脂肪肝"这种疾病很好理解，顾名思义就是肝细胞里堆积了过多脂肪。当然，根据这个"过多"的程度，脂肪肝也分为轻度、中度和重度。我们正常人每100克肝湿重，含4～5克脂类，其中磷脂占50%以上，甘油三酯占20%，游离脂肪酸占20%，胆固醇占7%，其余为胆固醇酯等。当肝细胞内的脂质蓄积超过肝湿重的5%时，就可以视作"脂肪肝"了。脂

肪含量占肝湿重的 5% ~ 10%，是轻度脂肪肝，脂肪含量在 10% ~ 25%，是中度脂肪肝，比例再高，就是重度脂肪肝了。

和高血脂一样，脂肪肝也有一个很可怕的特征，那就是发病初期人体感觉不到什么症状。轻度脂肪肝几乎很少有人能感觉到，患者只会有一些疲乏感，大多数都是在体检的时候发现的。即便是中度脂肪肝，也只有一部分病人会出现食欲不振、疲倦乏力、恶心、呕吐、肝区或右上腹隐痛等症状。由于这些症状没有特异性，跟一般的慢性胃炎、胆囊炎相似，所以往往会被当作胃病或者肝炎，不容易被发现，等到症状严重的时候往往已经是重度了。

所以假如大家血脂高，最好也查查自己的肝脏，因为在高血脂患者中，脂肪肝的发病率远远高于普通人。与此同时，脂肪肝人群也常受到各种高脂血症的光顾，最常见的就是高甘油三酯血症。为什么呢？因为这两种疾病都有共同的敌人——脂肪，也有共同的致病因素——肥胖、高脂饮食、高糖饮食及酗酒等。但是这并没有让它们成为同仇敌忾的战友，而是形成了一个恶性循环，高血脂是引起脂肪肝的常见原因之一，而脂肪肝又不利于高血脂病情的恢复。所以我们在治疗其中一种疾病时，千万不要忘记考虑另一种疾病存在的可能性。

虽然两者总是如影随形，但并不是所有的高血脂患者都有脂肪肝，也不是所有脂肪肝患者的血脂都高。因为脂肪肝一般分为两大类，一类是酒精性脂肪肝，这类患者中只有少部分人可能出现血脂增高；另一类是非酒精性脂肪肝，原因比较复杂，包括肥胖、糖尿病、高血脂、药物及遗传因素等，还有40%左右原因不明的脂肪肝。也就是说，即使在非酒精性脂肪肝患者中，也只有一部分人的血脂升高。显而易见，血脂不高的脂肪肝患者服用降血脂药，对治疗脂肪肝没有任何意义。大家千万不要因为自己高血脂就擅自服用治疗脂肪肝的药，更不要因为自己有脂肪肝就擅自服用降血脂的药。

即使我们同时有脂肪肝和高血脂，该怎样降血脂也必须在医生指导下进行，而不是自己吃药降血脂。因为很多药物都要靠肝脏代谢，会给肝脏增加负担，降脂药也不例外。尤其是很多降血脂药可以促使血液中的脂质集中到肝脏进行代谢，患了脂肪肝的肝脏原本就存在脂肪代谢障碍，本身已经不堪重负了，还得应付从血液中突然来到的脂质，这必然会让它们难于处理，只能将这些脂肪再度堆积在肝脏内，无疑会加重脂肪肝的病情，甚至让脂肪肝向肝硬化发展，后果相当严重。

血黏度高不是事儿，血脂指标才要紧
———— * ————

现在相信大家对"高血脂"的概念和内涵已经不陌生了，但我相信还是会有很多人把它跟"血脂黏稠""血黏度增高"混为一谈。他们会认为："血液里面的脂肪含量增高了，那肯定血就变得更加黏稠了啊。"

这种看法也不能说完全没有道理。血脂过高，的确会造成血黏度增高，但这只是暂时性的。血液中脂质过多，就会沉积在血管壁上，形成动脉粥样硬化斑块。斑块不断长大，使血管逐渐狭窄甚至阻塞，就会引起心绞痛、心肌缺血、脑梗死等疾病。而斑块破裂，则会引发一连串的反应，使动脉迅速堵塞，引起急性心肌梗死甚至猝死。

大家可以看到，简单来说，高血脂对心血管危害非常大，但它的危害并不主要表现在对血黏度的影响上，它的主要影响是胆固醇会像水垢一样沉积在血管壁，形成动脉粥样斑块，而这一危害跟血黏度增高没有什么关系。

大家一定要抛弃这个认识误区，血黏度和高血脂是完全不同的两个概念。血黏度是血液的理化特性之一，与血液中的多种成分有关。血黏度主要取决于血中红细胞压积高低，也就是主要与红细胞多少有关，血黏度主要与血浆蛋白多少有关，尤其是纤维蛋白原。血脂对血黏度影响很小，高血脂病人的血黏度，只会有轻微升高。大家不要以为自己的血黏度不高，那么就肯定自己没有高血脂或者即便有了也不严重。

那么万一真的血黏度高了又会怎样呢？当然，血黏度高也是一种不正常的生理状态，黏稠的血液在血管里不易流动，会影响器官的血液供应。一般来说，我们的血黏度会随时间不同而变化。早晨升高，上午 8 点钟达到最高峰，下午开始下降，午夜至 8 时之间最低。当血容量减少、体表温度降低时，血黏度自然增加。所以，它其实不是什么大问题。然而，很多患者不知道这些常识，往往会很担心。

在诊室里，我常常会听到患者提出这样的要求："我血稠，给我开点疏通血管的针吧，我得打点滴，免得哪天中风了。"其实血黏度高，跟中风也没太大关系。临床上曾经把血黏度作为中风预报的指标。后来研究发现，血黏度与脑卒中和心肌梗死都没有明显关系，现在这个观念已经被淘汰了。大家也不要再担心血黏度高会导致中风这件事情了。

我们担心中风，就要预防动脉硬化，而想要预防动脉粥样硬化，主要需要进行的是调节血脂治疗，尤其是调节低密度脂蛋白胆固醇，它才是导致动脉粥样硬化的罪魁祸首，是首先要干预的目标。而血黏度，跟这都没什么太大关系。

坊间盛传血黏度过高可以去打点滴稀释黏度，这种观点其实也是错误的。我们往往把高血脂的危害低估了，却把血黏度高的危害高估了。可以说，到目前为止，所谓降血黏度的药物并没有真正有效的。

至于如何能降低血黏度，其实很简单，一旦饮水充足，体内水分得到补足，黏稠的血液便立刻被稀释。我们可以在早晨起床后、饭前1小时和睡觉前饮20℃~25℃的白开水或淡茶水200毫升。还可以在运动出汗后或夏季高温天气补充水分。

也就是说，大家平时多喝点水稀释血液就可以了，大可不必过分担心血黏度高，而是应该把注意力转移到关注胆固醇和甘油三酯过高上来。

第二章
hyperlipidemia

发现高血脂
警惕身体发出的危险信号

很多人患上了高血脂却浑然不知,最后导致引发严重的并发症。其实高血脂的易发人群都有自己的特征,并且高血脂的发生有"迹"可寻,如出现黄色瘤、角膜老年环等。学习和了解这些危险信号有助于我们及早发现高血脂,通过早期的治疗,将疾病扼杀于萌芽状态,让我们的生活和健康不受高血脂的侵扰。

胖瘦不决定血脂的高低，年轻不代表高血脂不会发生

———— * ————

很多人，尤其是身材苗条的人在拿到诊断结果时，总是满脸诧异："我？高血脂？"在他们看来，自己出现高血脂，简直是不可思议的事情。"怎么可能？那不是非常肥胖的人才会得的病吗？我没有任何症状啊！"

当然不是这样的，你离高血脂没有自己想象的那么遥远。根据国家卫生部门2010年的统计结果，中国成人血脂异常的患病率为18.6%，约为1.6亿人。2013年深圳开展了一项调查，结果显示，18岁以上居民血脂异常患病率为41.2%，其中女性为32.74%，男性高达52.3%。而血脂异常者中，50%患有高血压，37.5%患有冠心病，超过30%患有外周动脉疾病。大家根据自己的常识就可以推断出来，这种情形是相当危险的。

看到这些吓人的数字和比例，大家还觉得高血脂跟自己没有关系吗？不管你多瘦或者多年轻，有可能，你就是其中的一员，又或者你有着向它发展的趋势。

一提起高血脂，我们都会觉得这是身材肥胖的人才有的一种疾病，但实际上这是一种误解。通俗一点讲，高血脂症状不易反映到身体表征上，它是存在于血液中的肥胖。因此，即使"瘦"人也有患"高血脂"的危险。

只不过，身材肥胖的人患"高血脂"的可能性更大一些而已，也就是说高血脂与体形的胖瘦没有必然联系，不能用胖瘦来判断血脂的高低。

一般血脂紊乱常常在相当长一段时间里可以不表现出任何症状，再加上许多"瘦人"误认为自己与高血脂无缘，在饮食和生活方式上毫无节制，所以一旦出现症状就是很严重的了。与之相反，胖人因为知道自己容易患上高血脂，反而会在日常生活中多加注意。因此，和体重超重的人相比，瘦人更应该关注自己的血脂。

身材苗条的人还要注意了，在临床上，瘦人的高血脂特点是：大部分都是低密度脂蛋白胆固醇偏高，而高密度脂蛋白胆固醇水平往往低于正常水平。从这个特点来看，瘦人很易患上心脑血管疾病。

还有一类人也要关注自己的血脂情况，那就是年轻人。在大家的印象中，高血脂是一种中老年疾病。以前的确是这样，男性超过 45 岁、女性超过 55 岁就是高危人群。但随着物质生活水平的提高，膳食结构的改变，患病人群低龄化的趋势越来越明显，我们这些在一线门诊的医生可以很清楚地感受到这种变化。

也正是因为很多人对血脂异常的重视程度远远不够，致使高血脂患病人群越来越年轻化。一般来说，年轻人活动量大，运动也多，体内多余的脂肪容易被消解，不大会出现高血脂。一旦步入中年，工作压力大、运动量减少、细胞新陈代谢减慢、老化速度加快，高血脂就显现出来。可是，大家都很清楚现在年轻人的工作状态，很多白领族，他们的运动量太小甚至几乎没有。

因此，如果年轻苗条的你检查出高血脂，一点也不奇怪，很可能就是因为日常工作压力大，长期处于精神紧张的状态中，加上一上班就坐着忙工作，缺乏运动，导致能量蓄积，引起脂肪代谢紊乱。而且，年轻人有很多不健康的生活饮食习惯，营养不均衡，比如快餐吃得太多，饱和脂肪酸摄入过多，微量元素及维生素摄入不足，再加上吸烟、喝酒等不良生活习惯，这些都会让血脂越来越高。

由此看来，高血脂离你到底有多远，年龄和体态都不能说明什么，不管你多年轻多苗条，体检的时候做个血脂检查，它能告诉你答案。

血脂高是病得治,找医生早诊断早治疗

—— * ——

很多病人来找我看化验单的时候都会说:"我身体一向挺好的,平时连感冒、咳嗽都非常少,我也不知道怎么突然之间就出现高血脂了。不过,我的血脂指标只比标准高出了一点点,平时又没有什么症状,究竟需不需要治疗呢?"

我相信有这种想法的患者绝对不在少数,那些肯拿这个问题问我的患者只是其中一小部分,大部分持这种想法的人都是拿到化验报告之后直接离开医院了,甚至根本都不去问问医生。他们自认为,反正高血脂也没什么,很常见,又没有什么症状,自己以后生活注意一点就好了。

显然,对于任何疾病来说,这样的态度都是错误的、危险的,对于你感觉不到任何症状的高血脂更是如此。

血脂异常是导致动脉系统出现粥样硬化,继而引发心脑血管疾病,发生猝死的潜在危险因素,是各种心脑血管疾病的基础病。临床上我们的统计结果显示,有将近50%的心肌梗死患者没有得到预防,而在这些心脏病发作者中,有80%都是没有症状的,剩下20%也没有非常典型的症状,甚至有很多本身是医生的人,都没有想到自己会心脏病发作。事实上,86%的心脏病发作者,发病前10年左右就有高血脂、高血压等危险因素存在。

只是因为他们对其认识不足，因而没有进行积极有效的治疗，结果使病情发展到十分严重的程度，最严重的甚至直接病发身亡。这种结果，我相信任何人都不愿意看到。

所以没有症状，并不能说明身体健康。没有症状不等于血脂不高，轻度高血脂通常没有任何不舒服的感觉，只有合并较重并发症的患者才会出现头晕、头痛、胸闷、气短、心慌、乏力、口角歪斜、不能说话、肢体麻木等症状。而在这个过程中，假如没有很好地采取治疗与保健措施，等到发现的时候，往往已经出现严重并发症了。我建议高血脂患者一定要"早重视、早发现、早治疗"。

首先要从心理上引起重视，清楚它的危害性，不要认为这是什么不足挂齿的小病就不当一回事。有了这种观念和认识之后，才能做到接下来的"早发现"。

我们都知道，已经出现的病变很难逆转，但如果在病变萌芽时期就干预，结果会大不一样。大家最好能定期检查血脂水平，20岁以上的成年人，至少每5年检查一次空腹血脂。至于冠心病及高血压、糖尿病、肥胖、吸烟者等血脂异常高危人群，应该每3~6个月检查一次血脂。

即使指标正常也不能大意，有些人指标虽在正常范围，但却是高值水平，已经接近正常的最高值了，这时候就要格外注意。一旦发现自己血脂异常，就要做好治疗准备。不管身体有没有不良症状，我都建议最好到医院找医生看一下。

因为我们的个体差异，同样的血脂情况，在不同人身上的影响可能是不同的。而且，不同的临床情况，高胆固醇的诊断标准也不同，大家不能简单地根据血脂化验报告单上的箭头来判断自己是否有高血脂，而是应该让专科医师来帮忙诊断，并且指导治疗。

有位年轻网友曾经跟我分享过他的感受："我当初查出来血脂异常的时候，根本没当回事，反正也只高出来一点点。不过因为老爸血脂高，我妈整天逼他吃药，顺便也逼我吃。后来，我血脂很快降下来了，也没有任何不舒服的感觉。现在想想，这种病最害人。我们有个同学跟我一样，但是他没管，现在他已经能感觉到症状了，医生说他已经是重度高血脂、高血压，我们还这么年轻呢，就得被这些病缠上一辈子。我真庆幸当初我妈逼我吃药。"

的确是这样，很多人对医院和吃药有一种莫名的抗拒，宁愿自己找偏方、吃保健品，也不肯按医生的指导服用药物，结果导致病情进一步发展，出现不可逆的并发症。尽管饮食和日常保健都是有用的，我还是希望大家能够听听医生的建议，跟医生一起制定切合自身实际的治疗方案。

高血脂六大高危人群，你在其中吗？

虽说高血脂是我们每个人都有可能遭遇到的状况，但它毕竟还有自己偏爱的人群。这部分人，特别容易患上高血脂，所以要格外引起注意。

临床上我的很多患者都是这样，他们本身就是高血脂的易患人群，平时还不注意自己的饮食和各种习惯，于是就到了不得不看医生的地步。比如有个三十来岁的患者，一直自诩身体健康，并且引以为豪，不过他也知道自己家族中有不少心脑血管疾病患者，所以平时也挺注意控制饮食的。由于他饮食上很讲究，酒也尽量少喝，一直都没有什么事。但是自从当上副总经理之后，就开始应酬不断，不仅大鱼大肉、觥筹交错，而且出门有专职的司机，从来不运动，结果等他觉得身体不舒服的时候，一经检查，胆固醇值高达 9.0mmol/L，正常值的上限是 5.7mmol/L，高血脂已经找上他了。

高血脂跟癌症等更为可怕的疾病相比，听上去不那么让人闻风丧胆，不过只要检查出来了，就要及时医治，但毕竟谁也不想等到疾病已经对身体造成伤害之后才尽力补救，防患于未然才是我们应该做的。那么我们就来一起看看你是否属于容易被高血脂盯上的人群。

第二章 发现高血脂
警惕身体发出的危险信号

- **40 岁以上的男性，绝经后的女性**

一般来说，50 岁之前，高血脂更喜欢找上男性，而且肯定是年岁越大患上高血脂的可能性越高。但是有一点大家需要注意，女性绝经之后，身体的荷尔蒙分泌出现巨大变化，因而比同龄的男性更容易出现高血脂。尤其是体形比较丰腴或者超重的女性，绝经之后一定要密切关注自己的血脂水平。

- **有家族性遗传病史的人**

假如你有家族性高血脂遗传史，你就更容易患上高血脂。与此同时，假如你有冠心病、心脑血管疾病或动脉粥样硬化病家族史，尤其是直系亲属中有早发病或早病逝的，那么也要密切关注自己的血脂水平。

- **饮食、生活习惯、精神状态方面有问题的人群**

饮食不当（高热量、高胆固醇、高饱和脂肪酸类的食物摄入过多）、肥胖、运动量不足、外部压力、情绪剧烈波动、吸烟，都会导致总胆固醇、低密度脂蛋白、甘油三酯上升，高密度脂蛋白下降，也就是出现高血脂，有这些问题的人要密切关注自己的血脂水平。

- **平日应酬太多的人和嗜酒如命的人**

经常要大吃大喝，而且饭菜往往是大鱼大肉，酒要喝到宾主尽兴，所有这些都是血脂健康的大忌。很多四十几岁就大腹便便的男士，就是这样从应酬酒桌走向高血脂患者行列的。同理，那些没有太多应酬但是嗜酒的人也是高危人群。因为饮酒过多容易造成热能过剩而导致肥胖，而且酒精经过转化后可能导致低密度脂蛋白胆固醇增多。所以无酒不欢的你，最好也关注一下自己的血脂水平。

- **不喜欢运动的办公室一族**

现在的办公室一族，出入有汽车，上楼有电梯，平日所有事务在电脑前点点鼠标就好了，走路、运动似乎成了没必要的事。然而，对降低血清胆固醇、甘油三酯及低密度脂蛋白来说，运动是很好的方法。我们不经常运动甚至从来不运动的话，只会让血脂不受抑制地上升。

- **喜欢吃动物内脏的人**

动物内脏中含有大量的胆固醇。比如，100 克猪脑的胆固醇含量就高达 2000 毫克，差不多是美国心脏协会建议的每天 300 毫克量的 7 倍；而 100 克猪肝中含胆固醇 368 毫克，也已经超过了每日推荐的摄取量。如果你有偏好内脏的饮食习惯，当心胆固醇摄入过多。

以上这些人群需要注意的都是原发性高血脂，还有一些人需要注意继发性高血脂。比如，有高血压和冠心病危险因素的人、甲状腺机能低下者、糖尿病患者、肾病综合征患者、阻塞性黄疸患者等。假如这些疾病没有得到良好的控制，高血脂就会伴随它们而生，成为它们的并发症，并且形成一个恶性循环。

一些药物也可能引起人体血脂代谢的紊乱,比如类固醇药物和避孕药等。经常服用这些药物的人群,也要记得关注自己的血脂水平。

列举这些,是希望大家结合自身情况对照一下,看自己是否属于高危人群。如果是,就要从现在开始注意自己的各种生活习惯,努力预防,并且养成定期体检的习惯,早发现早治疗。如果你不属于高危人群,也不要掉以轻心,因为我们的身体状况是一直在变化的,而且上面提到的这些人群更容易发生高血脂,但绝不意味着在其他人群身上就不会发生。

了解高血脂的各种征兆,第一时间发现高血脂

前面我们讲过,高血脂是一种隐形杀手,它对我们身体的损害是隐蔽的、逐渐进行的以及全身性的,一开始我们往往察觉不到什么不舒服的感觉,也就是说,它的症状是非常不明显的。很多人都是在检查身体的时候,或者在做其他疾病检查时发现的。高血脂是可以并发很多其他疾病的,比如动脉硬化、心脏方面的问题、大脑供血方面的问题,或者出现肝功能异常,或者肾脏出问题等,甚至有的人会有高血脂造成的胰腺炎,这些都可能成为高血脂的症状。但我肯定是不建议大家等到那时候才发现自己的血脂原来偏高的,所以体检的时候发现高血脂应该是个好消息,否则等到出现并发症的时候发现,就比较严重了。

除了体检,我们还要注意高血脂的早期征兆。只要我们足够关心自己的身体,努力发现各种蛛丝马迹,就能将高血脂扼杀在萌芽状态。

迷糊爱犯困,可能是血脂升高在作怪

高血脂一个很重要的症状,就是头晕犯困犯迷糊。大家可能觉得,犯困嘛,多正常,春困秋乏夏打盹,睡不醒的冬三月。它能说明什么呢?它

能说明很多问题。如果一个人白天晚上都非常容易犯困，这可能是身体即将出现某种疾病的征兆。

比如，年纪较大的人，脑血管如果发生了硬化、萎缩以及脂质沉积等，就会造成血脑屏障的通透性降低，进而出现脑组织缺氧、缺血的现象。久而久之，就会患上脑梗死、脑萎缩、脑血栓等脑血管相关疾病。而它一开始表现出来的症状，就是脑部缺氧所致的昏昏欲睡、精力不济。

我有个患者是出租车司机，大家知道这个职业是要求精神高度集中的，整天犯困那可了不得。所以，当他发现自己天天脑袋晕乎乎的，强打精神还是总犯困时，他就觉得不对劲，去医院了又不知道该看哪个科室，干脆做了个体检。检查结果出来一看，血液里甘油三酯水平达到20.39mmol/L，是正常水平的将近10倍。毫无疑问，他肯定是高血脂了。而且必须进行治疗。

知道自己高血脂，他倒是没什么惊讶或者恐惧，他还问我："可是为什么会头晕呢？如果血脂降下来了，是不是开车就不困了？"相信很多人也会有同样的疑问：犯困为什么会成为高血脂的征兆呢？

道理是这样的：如果我们血液中的血脂偏高，就会导致血液的流速下降，供氧功能降低，而心脏也会代偿性地增加收缩。这时候，人不但会容易感到困倦，而且稍一剧烈活动，还会增加心脏负荷，从而加重疲劳感，整个人就显得特别慵懒，懒得动，也容易犯困。

但是高血脂引起的犯困跟心脏病引起的犯困，以及真的疲劳引起的犯困，是有细节上的差异的。假如你经常出现头昏脑涨、健忘，或者跟人讲话的间隙容易睡着，早晨起床后感觉头脑不清醒，但早餐后会有所改善，午后又非常容易犯困。那就有可能是高血脂引起的犯困了，这时候最好去查一下自己的血脂，以免延误病情。

腿抽筋，不是缺钙，而是血脂异常的问题

腿抽筋这种小毛病，可能很多人都遇到过。大家的第一反应往往是"缺钙了"或者"着凉了"，有些人会补钙，希望改善症状，有些人干脆置之不理。那些不理会它的人就暂且不说了，补钙的会发现效果不明显，为什么呢？因为你很可能没有找对病因。腿抽筋并不一定就是缺钙了，所以补钙自然不管用。

我家小区前面的广场上总是有一群老太太在跳广场舞，其中一个领舞的老太太格外精神，身材保养得不错，气色也很好，所以几乎从来不缺席，我几乎每天下班都能看到她。可是突然有一天，她不再出现在跳舞的人群中了。又过了几天，我在医院见到了她。

原来，她最近这段时间小腿经常抽筋，晚上睡觉时尤其明显。她以为是自己年纪大了缺钙，再加上整天跳舞，把小腿累着了，于是在家休息了一周，还每天吃钙片补钙。可是症状一点儿不见好转，反而连走路都吃力了。她这才着急了，到医院检查，结果发现，原来她的甘油三酯和胆固醇两项血脂指标远远高出了正常值，腿抽筋正是高血脂导致的。

为什么高血脂会让腿抽筋呢？这看起来似乎是风马牛不相及的两件事

啊。这是因为，当我们的血脂变高时，身体里过高的胆固醇无法正常代谢，就可能积聚在周围肌肉中，刺激肌肉收缩，导致抽筋。另一方面，过高的血脂很容易引起动脉粥样硬化，使血管变窄，导致局部供血不足、血液循环不畅，使得肢体末端因为缺血出现抽筋、疼痛等不适。就是因为这样，高血脂和腿抽筋扯上了关系。

大家别觉得腿抽筋不算什么大毛病。如果不能及时治疗，外周血管狭窄会逐渐加重，可能引起外周器官营养缺乏，严重时还会出现坏疽等后果。刚刚提到的那位老太太，就是因为外周血管狭窄，才导致走路都吃力。

假如你经常出现腿抽筋、小腿发凉、发麻，尤其是感觉腿像灌满了铅，有疲劳或者灼痛之感，睡觉时常发生腿部痉挛，坐起或轻微运动后可缓解疼痛，而且多休息也没用，补了钙也不见缓解，那么就可以考虑考虑是不是自己的血脂偏高了。去医院抽个血检查一下，做个简单的血管超声检查，也许就能找出根源，解决这个小麻烦及其背后的大问题了。

腹痛有时不是肚子出了问题，而是血脂出了问题

肚子痛是再平常不过的毛病了，相信我们每个人都经历过。不过到底是什么原因导致肚子痛的呢？那原因可就复杂了。而且，肚子痛跟肚子痛不一样，到底是隐痛还是剧痛还是阵痛，症状不同，原因也不一样。

假如你发现自己开始出现间歇性的腹痛，而且总是发生在饭后，是吃了油腻食物之后，那么建议你不妨去查查血脂，腹痛的原因很可

能就在这里。

我还要特别提醒大家的是，千万别自行判断是胃疼或者肠炎，就给自己开药方吃止痛药。我有一位患者就是这样，他经常出现这种饭后的腹痛，他以为是慢性胃炎，自己去买了一大堆的胃药，结果发现没有效果。后来去医院做了胃镜、心电图等多项检查，也没有查出肠胃方面的病因。到最后才查出来，他是高血脂，而且得了胰腺炎。

为什么甘油三酯升高，会和急性胰腺炎扯上关系呢？不知道大家对急性胰腺炎有多少了解，简单来说，这是一种消化道急症，严重的可以引起胰腺坏死，导致病人迅速死亡。我们血液中的乳糜微粒和极低密度脂蛋白是富含甘油三酯的脂蛋白，它们也是体积最大的脂蛋白，乳糜微粒增多，极易形成栓子，迅速阻塞胰腺的微血管的血流，从而导致急性胰腺炎。而且，过多的乳糜微粒和极低密度脂蛋白水解后释放的大量游离脂肪酸，以及在胰腺毛细血管床释放的溶血卵磷脂，超过了白蛋白所能结合的数量，会让胰腺细胞膜溶化，产生化学性胰腺炎。虽然成因不同，但最终结果都是引起胰腺炎，给健康甚至生命造成威胁。

当高血脂引起胰腺炎之后，就会腹痛了，因为腹痛是胰腺炎的早期表现。高血脂引起的急性胰腺炎，跟普通胰腺炎没有太大区别，疼痛部位通常在中上腹部。如果是胰头炎症，疼痛部位常常在中上腹部偏右；如果是胰体、胰尾炎症，疼痛部位常常在中上腹部及左上腹部，并且常常向左肩或两侧的腰背部放射。

我并不是说所有的高血脂患者都会出现胰腺炎，事实上在临床上，高血脂引起的这种急性胰腺炎的发病率是比较低的。但假如你血脂本来就偏高，还暴饮暴食，就很容易出现胰腺炎，有胰腺炎病史的患者复发的概率也会升高。临床上我们也确实看到，很多急性胰腺炎患者，都出现了血液中的甘油三酯明显升高的现象。

综上所述，对于腹痛这种高血脂症状，大家一定要引起注意，不要把肚子痛不当回事，或者自以为是地确定病因，这样只会延误病情。

眼睑上的黄色瘤，美容手段只能治标，调节血脂才能治本

有一个有意思的现象，很多高血脂的女性患者，都是从皮肤科医生那里转过来的。她们往往发现自己的眼睑上不知什么时候长出了隆起的黄色肿块，软软的，不疼也不痒，因为有碍于美观，就去看皮肤科。而皮肤科医生看了之后，建议她们来找我。

这种"黄色瘤"，是一种少见的脂类代谢性疾病。含有脂类的细胞在真皮或皮下组织内聚集，常常会在皮肤表面形成黄色的瘤状损害，由于它的颜色大多是黄色、橘黄或棕红色，所以给它取了个这样的名字。

还有一些患者，没有去看皮肤科，而是去了美容院。美容院会给她们做冷冻治疗，刚开始效果还挺好。但是，数月后这些肿块慢慢又会长出来，反复做过几次美容治疗后总是消而复长。最后她们可能才会去医院找医生，往往这时候才发现自己血脂明显升高，找到自己长黄色瘤的根本原因。

大家不要以为黄色瘤跟脂肪粒一样可以不用管它，不是这样的，它是

血脂健康的镜子，是血脂明显升高的一个信号。它不仅影响外观，更反映出了血脂、心脑血管疾病问题。那么为什么血脂升高会出现这种类似皮肤病的黄色瘤呢？

大家都知道，血脂是血浆的重要组成部分。如果我们长期吃过多高脂肪食物，造成脂肪代谢异常，会导致体内大量胆固醇沉积。沉积的胆固醇被细胞吞噬后，就会形成各种类型的黄色片状物，眼睑上的黄色瘤就是常见的一种。这种黄色瘤除了不好看之外，本身对健康没有明显的危害，但是它的出现会告诉我们："你的血脂水平已经很高了，一定要注意。"

这种黄色瘤，更多出现在中老年人，尤其是肥胖女性的身上。往往开始出现在上眼睑上，大概有米粒大小，稍微隆起，边缘不规则，以后逐渐扩大，可以占据部分或全部眼睑，犹如一片黄油贴在皮肤表面，看起来相当不好看。

对于这种由高血脂引起的黄色瘤，我们可以不进行任何处理。如果觉得不好看，也可以做烧灼、冷冻、激光或手术切除。一般来说，老年人的眼睑松弛，移动性很大，即使较大或同时有多个黄色瘤也是可以同时切除的。但是任何一种方法治疗，黄色瘤都有可能复发。我们只有调整饮食和生活习惯，并辅以适当的药物治疗，从根本上控制自己的血脂，才能避免它再次长出来。

大家还要注意，这种黄色瘤，除了会长在眼皮上之外，还会长在眼睛外围、手肘、脚后跟、臀部等部位，还有人会在手掌上出现黄色或橘黄色线条状条纹。家族遗传性的高血脂患者，会特别容易出现各种黄色瘤。

总而言之，假如你发现自己眼睑或者身上长出了这种黄色瘤，还是尽快去医院查一下血脂，当然最好是查血脂全套。而且一次检查的结果并不可靠，要最少在不同时间检查两次，以便准确掌握自己的血脂状况。

听力减弱不是因为衰老，而是血脂异常在捣鬼

我们在描述老年人身体状态好的时候，往往会说"眼不花耳不聋"，之所以选择这两种器官是有讲究的，正所谓"眼观六路，耳听八方"，眼睛和耳朵，都是人体与外界保持联系的门户，地位非常重要，而且它们比较容易出问题。它们的健康，往往代表着身体其他器官的健康。而眼睛和耳朵出现的问题，原因一般比较复杂，我们往往会忽略其背后的根源，而高血脂就是根源之一。

有个网友曾经问我："我患高血压高血脂10多年了，一直在吃药，血压和血脂控制得都还不错。可是最近一段时间耳朵老是有嗡嗡声，我觉得可能是上火了，前一阵子吃了点清热祛火的药，感觉好了点。可是最近耳朵又开始嗡嗡了，有时候听不到声音，这是怎么回事？"

这种情况说明高血脂变严重了。耳鸣、听力下降这些情况，相信大家并不陌生，尤其是老年人，当他们出现听力减退时，很多人都会以为这是衰老的自然规律，对此并不在意。事实上，随着人体器官的衰老，听力损失不可避免，但影响交流的严重听力障碍是可避免的。如果听力出现障碍，大家不妨去查查自己的血脂，也许从此就能找到有效改善听力

状况的途径了。

有的患有高血脂的老人，觉得血脂高点也没什么大碍，于是不吃药也不采取其他任何治疗措施。这样置之不理的结果就是，开始出现各种各样的症状。有位患者因为高血脂出现耳背，整天都觉得耳朵嗡嗡响，听不清楚别人说话。有天下午和老伴一起去逛街，明明有汽车从右边冲过来，还有鸣笛声，他却没有听到，差点出了车祸。直到这时，他才在老伴的逼迫下来到医院。

医生给他诊断之后发现，他患上了左耳突发性耳聋，详细检查之后，排除了中耳炎、颈椎病、高血压、糖尿病、肾病等各种情况，由于他的总胆固醇和低密度脂蛋白都明显偏高，所以给他确诊结果是血脂偏高引发的耳聋，于是转到了我的科室。

很多人也许纳闷，高血脂跟听力怎么也扯上关系了？这两者之间的确是有很大关系的。血脂主要是通过两种途径影响听力：第一种途径是，高血脂的存在会让耳朵内耳脂质沉积，过氧化脂质变多，从而损伤内耳毛细胞，导致血管萎缩。如果此时高血脂患者再伴有高血压，会影响内耳血液供应，影响听神经的发展。第二种是高血脂患者的血黏度比正常人的要高，很容易聚集血小板，患者容易患上动脉粥样硬化，一旦动脉粥样硬化出现在内耳动脉就会影响供血，造成内耳微循环交流障碍，甚至影响听力，出现耳鸣，这时查查血脂是很有必要的。

我建议中老年人一方面要注意控制血脂，另一方面也要坚持每年进行听力测试，以便及时发现问题，防止老年性耳聋的发生。由高血脂引起的耳聋，在合理治疗后，如果血脂控制得好，听力下降的现象就可以得到有效的遏制，甚至能恢复听力。

眼睛出现角膜老年环，是高血脂在预警

和耳朵一样，眼睛不仅仅是人体的视觉器官，还是人体健康的"晴雨表"。人们不但能用眼睛发现世界的奥秘，而且可从眼睛的变化了解健康状况。如果说眼部生长的眼睑黄色瘤是高血脂的一个危险信号，那么，角膜老年环就是眼睛发出的另一个高血脂危险信号了。

什么是角膜老年环？简单来说，如果眼睛角膜，也就是黑眼珠靠近白眼珠的边沿部分出现了一圈灰白色或白色的环，宽约1～2毫米，这个环就是角膜老年环。角膜老年环是可以随着年龄的增长而增宽，并且颜色会渐渐变深的。

以前医学界一直认为，角膜老年环是一种正常的生理衰退性变化，是人老了自然会出现的一种普通现象，不少人到了50岁左右都会出现这种角膜老年环。然而现在都不这么认为了，临床发现，角膜老年环跟血脂代谢不正常和动脉硬化有着密切的联系。临床统计数据显示，有角膜老年环的人，他们的总胆固醇水平高于正常人水平的概率增加了60%。而没有角膜老年环的老年人，患高胆固醇血症和高甘油三酯血症的概率分别降低了40%和50%。我们可以从中看出，角膜老年环的出现，其实是一种预警，告诉我们身体血脂出现了异常。

高血脂是怎么影响角膜老年环的形成的呢？

当我们仔细打量角膜老年环时就会发现，它最初出现在角膜周边部的弹力层，通常由下方开始，之后逐渐蔓延到上方角膜，最后形成一个整环。由于角膜本身没有血管，它的营养来自角膜边缘的血管网和眼内的房水，当血液和房水中的胆固醇、甘油三酯等脂类物质含量过高时，就会在角膜组织内沉积，慢慢在角膜边缘产生灰白色的环。也就是说，这种环是由胆固醇、磷脂和甘油三酯的沉淀物组成的，是过多血脂沉淀在角膜边缘所导致的。

然而，很多人并不知道这个医学常识，因为角膜老年环一般不痛不痒，也不会影响到视力，很容易就被忽视掉了。所以大家平时照镜子时，不妨多观察一下自己的眼睛，如果发现黑眼球边沿出现了角膜老年环，就应该趁早请医生诊断，看看自己是否患了高血脂。与此同时，还要少吃动物性脂肪和内脏，适当控制碳水化合物的摄入，饮食要清淡，多吃新鲜蔬菜、水果、豆制品，戒烟限酒，坚持参加体育锻炼。一旦确定这种老年环是高血脂的症状表现，就应该在医生的指导下进行降脂治疗了。

看病挂号有讲究，不只内科管降脂

*

我相信现在大家应该知道了，高血脂绝对不是一个可以轻视的病症，作为我们健康的大敌，当我们发现征兆并且确诊自己是患了高血脂之后，该怎么办呢？我们应该去哪个科室看医生呢？

一位小患者的父亲曾经给我讲过他的这个困惑，他的儿子，也就是我的小患者，是一个小胖墩儿，体重严重超标，已经到了肥胖的程度。这位刚上小学的小朋友在体检的时候，医生建议他查一下血脂。检查结果不出医生所料，可让这位父亲大吃一惊，儿子的总胆固醇和低密度脂蛋白胆固醇两项核心指标都高出了正常值，确定是患了高血脂无疑。可是，接下来怎么办呢？他觉得血液应该是属于内科的，可是现在的医院分科室很细致，内科也分为好多类，自己应该去哪个科室看病呢？

这是一个很现实的问题，当我们怀疑或者确诊自己是高血脂的时候，首先不要着急，不用那么惊慌，要正确地对待这件事情，保持一个良好的心态。

在确定该去看哪一科的医生之前，首先我们要进一步检查全身各系统各器官的情况。有些疾病可以成为高血脂的诱发因素，比如肾病综合征、系统性红斑狼疮、糖尿病、酒精中毒、肝脏疾病和异常球蛋白血症等。另外有些药物如噻嗪类利尿药等，都可以引起血脂升高。这时，进行一个全面的身体检查是非常有必要的。

而且，高血脂的发展可以导致全身血管动脉硬化，从而引起各类疾病，比如冠心病、脑血栓、脑溢血、肾功能不全等。我们在进行体检时，这些重要脏器的各项功能与生化指标的检查是必不可少的。我们要首先确定这些重要脏器的功能是否正常，如果已经不正常，就必须要看这些科室的医生。

如果这些重要脏器的功能正常，仅仅只有血脂高，我们才可以考虑应该去哪个科室治疗高血脂。其实新陈代谢科、心脏内科、一般内科都可以，有的医院专门有高血脂门诊。除了高血脂门诊，下面这些科室大家也都可以考虑：

- **心血管内科**

这个科室专门治疗心脏和大血管系统的疾病，如各种心脏病、高血压等。高血脂往往伴随着高血压等心脑血管疾病，大家可以去这个科室看看。

- **血液科**

主要治疗各类贫血、红细胞和血红蛋白异常、白血病、各类出血性疾病和凝血机制的缺陷等疾病。血脂异常的患者也可以考虑去血液科。

- 消化内科

这个科室专门收治胃、肠、肝、胆、胰、脾等消化器官的疾病，也可以治疗高血脂。

- 内分泌科

这个科室是一个基础理论较强的专科，收治甲状腺、甲状旁腺、脑垂体、肾上腺、性腺、胰腺等内分泌腺体疾病，如促肾上腺皮质腺瘤、甲状旁腺机能亢进、糖尿病、胃泌素瘤等。假如大家怀疑自己有高血脂，也可以去内分泌科看看。

以上只是我给大家做的一个简要的介绍，总体来说，高血脂通常会伴随很多其他方面的症状，所以大家还是要结合自己的情况判断，你也可以先找一个科室让医生开抽血化验单，然后根据检查结果再征询医生的建议。

对已经确诊患上高血脂的患者，除了利用诊断和检查了解目前高血脂的严重程度外，还应该自己拟定治疗目标。例如，你可以问问医生："我是个 50 岁的糖尿病人，又有高血压，那么血脂标准应该是多少？"然后和医师讨论如何达到降脂目标。遗憾的是，目前能为自己订立目标的病人不到五分之一，我在此格外强调。

要特别警惕孩子患上高血脂

———— * ————

在我们的印象中，高血脂是一种老年病，或者说是一种成人慢性疾病，跟小孩子根本没什么关系。但事实却没这么让人乐观，很多医生已经在关注儿童高血脂问题了。北京的小儿心血管专家2010年曾经公布了一项对北京市近2万名中小学生的血脂调查报告，结果显示：儿童高血脂患病率为9.61%。

血脂异常往往是在体检检查血脂时才被发现的，不过当前很多体检都不会给儿童检查血脂，父母也不会重视这项检查，导致儿童高血脂很难被发现。

有一次，一个胖胖的女孩跟着父母来到医院体检，接诊的医生先给孩子测量身高，105厘米，在三岁半的孩子里，这样的身高属于中上，但是一量体重，竟然到了29公斤！这已经属于重度肥胖了。负责体检的医生跟孩子父母说，一定要去给孩子查查血脂和血压，然而孩子的家长却说："这种现象很正常吧，她爸爸长得又高又壮，孩子这么高这么壮是遗传。而且我们家孩子能吃能睡，不常生病，身体很好，能有什么问题？"言外之意，他们根本不认为孩子有抽血检查的必要，医生是在危言耸听。

最终在医生的一再建议下，父母带孩子做了全面的检查。结果发现，孩子血液中甘油三酯和胰岛素水平较高，前者是高血脂的表现，而后者意味着将来有发展为糖尿病的可能。这也提醒着我们，孩子患上高血脂的情况非常少见，但不等于不会出现，比如这个孩子就真的患上了。

了解情况之后我们发现，这位母亲认为自己的家庭条件好，总是想方设法给孩子增加营养，生怕孩子营养不够，再加上这孩子天生食欲特别旺盛，爱吃烤鸭、油条、干炸里脊、炸鱼、炸鸡等油炸食品，而且特别爱吃零食，冰激凌、甜饮料、薯条、膨化食品等，几乎每天都要吃。显然，孩子的饮食结构不合理，摄入能量偏高，碱性食物如蔬菜粗粮吃得少，甜点饮料等不健康零食吃太多，不科学的饮食安排，这些都是导致孩子得高血脂的罪魁祸首。

很多父母都不知道，他们对孩子的这种过分宠溺和放纵，很可能给孩子带来难以弥补的伤害与危险。目前，大量临床资料分析认为，如果一个孩子在10岁左右发现血脂代谢紊乱，等他到了20多岁时，就可能出现动脉粥样硬化，发生冠心病及心脑血管疾病的概率也会随之升高。而步入30岁后，高血压、糖尿病将会出现，他们与健康的同龄人相比，精力和活力都会明显不足，动脉粥样硬化、心肌梗死偶尔来袭也不足为奇。等到了40岁，高血压、冠心病、心脑肾功能遭到损坏的危险性都大大增加。等到这时候再开始治疗已经晚了，再加上工作中如果不注意休息，不能及时排除各种压力，发生猝死的可能性必然会明显增加，他们会处于一个非常危险的亚健康状态。

我在此也希望，有高血脂家族遗传病史的或者有父母和祖父母早年罹患心脏病的，以及超重、肥胖的孩子能定期检查血脂。

血脂高了不好，低了也不好

———— * ————

由于"三高"鼎鼎大名，所以基本上大家都知道血脂高了是不好的，而且看了前面的内容，也都知道降低血脂可以减少患冠心病、心肌梗死和脑卒中的危险。但是，还是那句话，正常、平衡才是最好的，血脂高了不好，低了也不好，更不是越低越好。

简单来说，血脂是血浆中的中性脂肪（甘油三酯和胆固醇）和类脂（磷脂、糖脂、固醇、类固醇）的总称，是人体不可缺少的生理物质。胆固醇不仅能与蛋白质结合成脂蛋白来构成细胞的生物膜，还是合成维生素 D 的原料。我们人体内很多重要激素也是由它合成的，比如肾上腺皮质激素、雄激素、雌激素等。而甘油三酯，则是机体内的储能大户，当我们禁食或饥饿时，机体靠燃烧脂肪来提供能量，维持人体正常恒定体温。如果血脂水平过低，机体的一些生理活动必然会受到影响。另外，血脂偏低往往是长期营养不良或慢性消耗性疾病的危险信号，更需要引起重视和警惕。

目前已经有大量流行病学资料证实了每降低 1mmol/L 的低密度脂蛋白胆固醇，冠心病的风险至少降低 20%。而且脑出血的发病率，会随着血清胆固醇水平的下降而降低。而令人意想不到的是，当血清胆固醇低于 3.64mmol/L 时，脑出血发病率反而增高，而且会缩短寿命，可以说是得不

第二章 发现高血脂
警惕身体发出的危险信号

偿失，危害更大。

我有一个女性患者，是个急性子，为了控制高血脂，她不但买来各种广告中的保健品吃，还私自加大降脂药的量。后来她到医院化验检查血脂，发现胆固醇水平已经降到了4.0mmol/L。她高兴地把化验单拿给我看，本以为会得到表扬，却被我给予了严重的警告。因为她的血脂已经严重偏低，如果再降下去，随时会有脑出血的危险，后果会相当严重。

很多没有高血脂的人以及很多患者，都会有跟我这位患者同样的想法，觉得血脂降得越快越低，对身体健康的好处越大。这种想法是很错误的。研究显示，年龄超过70岁的老年人，胆固醇水平低于4.16mmol/L时，其危险性与胆固醇水平高于6.24mmol/L时相当。尽管脑出血发病率随血清胆固醇水平下降而降低，但血清胆固醇低于3.64mmol/L时，脑出血发生率反而更高。也就是说，血脂水平过低，它的危险性比血脂水平稍高更大，大家千万不要以为这是好事。

从这些事例中，我们可以得出一个结论，大家在用药物降脂的过程中，不要盲目追求低胆固醇，尤其是老年人。高龄老人降脂的时候要多加小心，别总跟年轻人比，也别总拿年轻时的血脂标准来要求自己，降到某个水平就可以了。

一般来说，在临床上我们会对血脂各项指标的最佳状况有一个设定。对于没有冠心病和其他部位动脉粥样硬化，又不存在冠心病的危险因素，也没有高血压、糖尿病、吸烟及家族史的人来说，总胆固醇的最佳范围在5.2~5.6mmol/L之间，低密度脂蛋白要小于3.6mmol/L。如果只是有冠心病的危险因素，血清总胆固醇就要低于 5.2mmol/L，低密度脂蛋白要低于 3.12mmol/L。已经患了冠心病的人，总胆固醇应低于 4.68mmol/L，低密度脂蛋白应低于 2.6mmol/L。在这个范围之内，大家的血脂才会是比较健康和安全的状态。对于患有高脂血症的患者，我们建议您最好与医生沟通，以确定自己的血脂最佳水平。

第三章
hyperlipidemia

饮食降血脂
把吃出来的高血脂吃回去

饮食结构不合理是高血脂很大的一个致病因素，对于高血脂患者来说，不仅要多吃对降脂有利的食物，还要远离高胆固醇、高热量食品，合理调整膳食结构，使食物的营养相互搭配，这样不仅能够满足患者一日三餐的营养需求，还能发挥降脂食物的最大功效，促进血脂水平的降低。

慢性病治疗急不得，先从吃上来解决

俗话说"三分吃药，七分养"，这句话对很多疾病都适用。对于高血脂患者来说，医生一般都会建议采用饮食、运动和药物综合治疗的办法来控制血脂。其中，饮食治疗是最有效、最根本，也是最关键的治疗方案。

当然，血脂异常比较严重的人，是需要遵医嘱服用降脂药物的，但同时也必须辅以饮食治疗。特别是血清总胆固醇升高者，必须首先进行饮食治疗，即使目前正在服用调节血脂的药物，也应以饮食治疗为基础，否则药物的疗效会被没有严格节制的饮食所降低。长期坚持饮食疗法，对于降血脂一定是有好处的。而且，轻度血脂异常者，不一定非要用药，只要使用饮食疗法，就能让血脂降到合适水平。

大家不要以为我是医生就一定会建议大家一发现疾病就吃药。事实上，医生一般都会结合病人的具体情况进行诊断，假如病人的甘油三酯、低密度脂蛋白不是特别高，同时高密度脂蛋白比较高，也没有其他心脑血管和肾脏方面并发症的话，是不会建议他们马上吃药的。尤其是儿童高血脂患者，我会建议他们先采用饮食疗法，这是最不花钱同时也是最安全的方式。

前一段时间就有一个才30来岁的高血脂患者，通过改变自己的饮食方案，成功地降低了血脂。他的经历是这样的：

在某家外企做白领的这位患者体检时发现，总胆固醇和甘油三酯都高于正常值，他的第一反应是让我给他开药，赶紧把血脂降下来。可是根据他的体检结果，我判断他暂时并不需要吃降脂药。所有药物都是一把双刃剑，几乎所有治疗高血脂的药物都或多或少存在副作用，因此我建议他先采用饮食疗法观察一段时间再说。

他虽然表示疑惑，但还是跟我一起制定了自己的饮食治疗方案。每天早餐吃1小块玉米面馒头和1个水煮鸡蛋，喝1杯牛奶，再加一点蔬菜或者水果。中餐或晚餐尽可能清淡，没有太多忌嘴，但总的原则是少荤多素，适当减少主食的量，增加蔬菜水果的分量。每天他都要这样坚持，同时戒烟戒酒。

一段时间之后，他来医院复查，化验的结果不出我所料，总胆固醇、甘油三酯都在正常值范围。此后，他又做了心脏彩超和心电图检查，结果都正常。体重也从77公斤降到了69公斤，这个结果让他高兴坏了。

我说这个案例就是想告诉大家，有了高血脂之后，从饮食上进行调节是非常有效的，而且比起药物治疗，饮食治疗具有安全性高、无副作用的优势。不过每个人的体质和病情都不同，应该采用的饮食治疗方案也各不相同，大家最好在自己制定饮食治疗方案前咨询下主治医生的意见。

坚持"一个平衡,五个原则",合理布局饮食结构

很多人在身体健康的时候大饱口福,肆无忌惮地想吃什么就吃什么,等到有了高血脂之后,又开始走向另一个极端,这也不能吃那也不敢吃。这种状态肯定是不科学的。想要降血脂,我们要吃得健康,吃得科学。简单来说,就是要把握一个平衡和五个原则。

"一个平衡"

首先是要膳食结构合理、营养均衡。很多患者一听说自己是高血脂,马上改吃素食了,这其实对身体并不好。我们的身体健康,说到底讲究的就是一个平衡和谐。

我们从饮食中获得的各种营养物质,应该种类齐全,比例适当。一般各种食物所含的营养成分不完全相同,除母乳外,任何一种天然食物都不能提供人体所需的全部营养物质。每天人体需要的营养素超过40种,靠一种或简单的几种食物根本不能满足身体的营养需要。这就要求我们按照合理比例,广泛摄入各类食物,包括谷类、动物性食品、蔬菜和水果、豆类制品、奶类制品和油脂,以达到平衡膳食,满足人体各种营养需要。

如果在两星期内你所吃的食物没有超过 20 个品种，就说明你的饮食结构有问题。那种认为自己血脂高了就开始偏食的做法，并不值得推崇，我们应该增加而不是减少每日摄取的食物种类。

"五个原则"

"五个原则"分别是指低热量、低胆固醇、低脂肪、低糖、高纤维。这四低一高也是大有讲究的，我们来一一细说：

- **低热量**

所谓低热量，是说不要摄入过多热量，避免过度肥胖，或者让体重降低，但也并不是说要让大家过分节食。我们每天要摄入多少热量是因人而异的，一个 80 斤的姑娘和 160 斤的小伙子，每天摄入的热量肯定是不同的。简单来说，应该以能够维持标准体重为宜，适当减少碳水化合物的摄入量，但仍然要保持碳水化合物供热量占摄入总热量的 55% 以上。

另外，膳食供给应该保持热量均衡分配，不可以暴饮暴食，特别是晚餐不可以过分油腻肥厚。主食由精米精面变为粗细搭配、多吃杂粮，并增加玉米、小米、全麦面、莜面、荞面等成分，这些食品中纤维素含量高，具有降脂的作用。

- 低胆固醇

为什么要限制胆固醇的摄入量相信大家通过前面的阅读应该都很清楚了，但是我们也不要忘了，胆固醇中有一部分是"好胆固醇"，我们不能因为"坏胆固醇"的存在而停止摄入其他胆固醇，否则就是因噎废食了。我们只需要注意别摄入过量就可以了。

一般健康成年人膳食中的胆固醇摄入，每天不超过300毫克比较合适。至于高血脂患者，则要忌食含胆固醇高的食物，比如动物内脏、蛋黄、鱼子、鱿鱼等。

在限制动物类胆固醇摄入量的同时，我们还要增加植物固醇的摄入量。植物固醇主要存在于稻谷、小麦、玉米等植物中，它在植物油中呈现游离状态，有降低胆固醇的作用，而大豆中的豆甾醇有明显的降血脂作用。医生提倡高血脂患者多吃豆制品的原因就在这里。

- 低脂肪

低脂肪食物能够减少我们身体的负担，尤其是本身已经肥胖的高血脂患者，更应该低脂饮食。日常膳食中，应该刻意减少动物脂肪，如猪油、肥猪肉、黄油、肥羊肉、肥牛肉的摄入量。这类食物含饱和脂肪酸过多，而饱和脂肪酸会促进胆固醇的吸收和肝脏胆固醇的合成，使血清胆固醇水平升高。

另外，如果饱和脂肪酸在人体内积累过多，会让甘油三酯升高，促使血小板凝聚，促进血栓形成。所以要控制饱和脂肪酸的摄入量，也就是我们要吃低脂肪食品。与此同时，在饮食中增加不饱和脂肪酸的比重，我建议大家多吃海鱼，以保护心血管系统，降低血脂。烹调食物时，也最好使用植物油，比如豆油、玉米油、葵花籽油、茶油、芝麻油等。

- **低糖**

不要吃过多的糖和甜食，过多的糖类在我们身体中可以转变为脂肪，导致肥胖，使高血脂更加严重。碳水化合物应主要由谷物供应，不要吃太多精制糖类、蜂蜜、果汁、果酱、蜜饯等甜食和甜点心。

- **高纤维**

高纤维饮食要求我们要多吃鲜果和蔬菜，建议大家每天保证摄入的新鲜蔬菜和水果达到400克以上，并注意增加深色或绿色蔬菜的摄入比例，它们能提供的维生素C、矿物质和膳食纤维较多。

维生素C能降低β-脂蛋白，增加脂蛋白酶的活性，从而使甘油三酯水平降低。

新鲜的蔬菜和水果含膳食纤维较多，可以促使胆固醇尽快代谢。而一些蔬果中含有的矿物质对血管有保护作用。

大家平时做饭的时候也可以多选用一些降脂食物，比如酸牛奶、大蒜、绿茶、山楂、绿豆、洋葱、香菇、蘑菇、平菇、金针菇、木耳、银耳、猴头菇等。

不过我在这里想要提醒大家的是，很多人把水果都是作为加餐食用的，也就是在两个正餐之间食用，比如上午 10 点或者下午 3 点，这样做是比较好的。

我并不提倡大家在餐前或餐后立即吃水果，因为一次性摄入过多的碳水化合物和糖分会让胰腺负担过重。

最后需要注意的一点是，尽管蔬果对降血脂有好处，但也要避免过量。

"坏"的碳水化合物，升糖又升脂；"好"的碳水化合物，降脂佳品

---- * ----

随着生活水平的提高，我国很多大城市已经出现动物性食物的消费量超过谷类食物消费量的倾向，对高血脂及其他一些慢性病的预防极为不利。所以我们还是应该大力发扬"以谷类为主"的中国膳食的良好传统，避免"以肉类为主"的西方膳食的弊端，让谷类成为每天能量的主要来源才真正对身体有利。

那么，我为什么又说要严格控制碳水化合物的摄入量呢？总体来说，碳水化合物对血脂的影响比较复杂。这种影响除与碳水化合物的种类和数量有关外，还与人体的生理和病理状态有关。当其摄入过多时，一方面容易引起肥胖，并导致血脂代谢异常；另一方面过量的碳水化合物中的单糖和双糖，本身又可以直接转化为内源性甘油三酯，导致高血脂特别是高甘油三酯血症的发生。也就是说，它是能够诱发或者加重高血脂的。而且，在碳水化合物对血脂的影响方面，一般男性比同年龄的女性敏感，老年人比青年人敏感。因此，男性的老年人尤其应该注意自己每天摄入的碳水化合物含量。

不过，碳水化合物也分为很多种类，不同种类的碳水化合物对血脂的

影响各不相同。在热能相同的情况下，多糖可以让血清甘油三酯水平降低，而单糖和双糖则可以让血清甘油三酯水平升高。我们应该多吃一些含多糖的碳水化合物。

复杂碳水化合物含有多糖，并且比简单碳水化合物的消化时间更长，因此会引起不同的血糖反应。它们进入血流的速度更慢，所以升高血糖水平的速度更为平缓。结果就使血糖水平趋于稳定，这意味着人脑不会在短时间内收到饥饿信号，我们的食欲就会下降。

此外，复杂碳水化合物脂肪含量较低，内含纤维。众所周知，纤维是不能消化的，也不会产生任何热量。不仅如此，纤维还会让食品显得更大，饱腹感更强。这也就意味着，我们吃的东西会更少，摄入的热量更低。

那么，哪些食物中含有复杂碳水化合物呢？全麦食品、谷类食品、糙米、燕麦片、荞麦和土豆都属于复杂碳水化合物，其中我尤其要向大家推荐燕麦。

燕麦片是一种粗粮，它高蛋白低热量的特性受到很多人的喜爱，常被称为减肥食物。并且燕麦片中的高黏稠度可溶性纤维，能减慢胃部消化时间，让人感到饱腹。所以很多人吃完燕麦片后就会感觉很长时间都不饿，和以前吃饭的感觉大不一样。这样摄入的脂肪少了，身体自然而然就会瘦下来。

燕麦也富含维生素 B_1、B_2、E、叶酸等，氨基酸含量也很高，可以给我们补充丰富的营养，是非常好的降脂食品。

高胆固醇食物,为了健康就割舍掉它们吧

———— * ————

相信大家读到这里,对胆固醇应该有更深入客观的了解了,它真是让我们又爱又恨。我们需要一定分量的胆固醇来维持正常机能,但是,胆固醇过多了又会严重影响健康,甚至威胁生命。我们不想要坏胆固醇,可是又需要好胆固醇,要想摄入胆固醇不那么纠结,关键在于控制它的数量和质量。

摄取的食物是我们血液中胆固醇的重要来源,因此,控制饮食非常重要,对含有大量胆固醇的食物更应该引起高度注意。一般来说,动物性食物中普遍含有胆固醇,植物性食物则普遍不含胆固醇。下面,我们就来一起认识一下那些美味背后藏有陷阱的高胆固醇食物吧。

- 猪脑

猪脑中含有的胆固醇极多,堪称冠军,每 100 克猪脑含有胆固醇 2571 毫克,牛脑是 2447 毫克,羊脑是 2004 毫克。值得庆幸的是,猪脑并不是常吃的食物,如果一定要吃动物脑的话,每年最多不要超过两次。

- 内脏

和猪脑相比,内脏是很多人都喜欢吃的食物,比如猪腰、猪肝、猪肺、猪大肠等,牛、羊、鸡、鱼等动物内脏也一样受欢迎。它们都含有较多的胆固醇,大致含量是每100克内脏含200～400毫克胆固醇。所以,动物内脏也应该尽量少吃。如果要吃的话,每个月最好不要超过两次。

- 蛋黄

鸡蛋和其他蛋类,比如鸭蛋、鹅蛋、鹌鹑蛋等,里面都含有大量胆固醇,而且这些胆固醇主要集中在蛋黄中,且胆固醇含量极高,即使是加工过的茶叶蛋或松花蛋,胆固醇含量也没有改变。

不同动物的蛋,胆固醇含量也不同,一只50克的鸡蛋,蛋黄中的胆固醇含量大约为290毫克,即使是一只11克左右的鹌鹑蛋,胆固醇含量也能达到74毫克。同样是50克,鸭蛋的胆固醇含量要比鸡蛋高得多,达到600毫克以上。

值得注意的是,虽然蛋黄中胆固醇含量高,但不表示不应该吃鸡蛋。蛋黄中也含有丰富的卵磷脂,卵磷脂可以让血液中的胆固醇和脂肪颗粒变小,并妨碍胆固醇和脂肪在血管壁中的沉积。因此,中国营养学会发布的《中国居民膳食指南2007》建议,普通成年人每天吃0.5～1个鸡蛋。对于高血脂患者来说,为了安全起见,每周吃鸡蛋最好不要超过2～3个。

- **鱿鱼**

鱿鱼、墨鱼等无脊椎动物都是以脂肪含量少著称的健康食品,其实是适合高血脂患者食用的,但是这类产品晾晒后就不要食用了。这是因为,这一类动物的胆固醇主要存在于内脏中,一般情况下我们很少会食用它们的内脏,可是,干制海产品如鱿鱼干、乌鱼子、虾等在干制贮藏及烹调过程中,很可能没有去掉全部内脏,并且肝脏中的胆固醇可能会因日照或高温而发生氧化,氧化的胆固醇会生成致癌物。这样就不仅是胆固醇吸收过高的问题了,还有致癌的危险。建议大家要吃干鱿鱼的话,每周最好不要超过两次。

- **奶制品**

奶油、黄油、巧克力奶、雪糕等奶制品中都含有较多胆固醇。其实牛奶本身并不属于高胆固醇类食物,100克牛奶中胆固醇含量仅为45毫克左右,但为什么奶制品会为我们带来高胆固醇呢?

主要原因是富含饱和脂肪酸的食物可以让肝脏制造出大量的胆固醇,同时使人体排出胆固醇的效率降低,这样血液中胆固醇含量就会增多,过剩的胆固醇就会积聚在动脉中。饱和脂肪酸油脂能提高胆固醇的含量,它的这种提高胆固醇能力是不饱和脂肪酸降低胆固醇能力的2倍。而奶油和雪糕是奶制品中胆固醇含量较高的产品,100克奶油的胆固醇含量是100克牛奶的3倍多,同等重量雪糕的胆固醇含量更是牛奶的5倍多。所以,应该少吃一些奶制品,多喝牛奶。

- **骨汤**

骨汤是用一些动物骨架,比如说猪骨、羊架、鸡架等熬制而成的。是不是所有人都适合喝骨汤呢?有些人喝骨汤不仅起不到大补的作用,有时候还会适得其反。

比如患有骨质疏松的人群,他们听说喝骨头汤能吸取骨髓中的钙,就每天喝大骨汤或是吸大棒骨。其实,大棒骨里没有多少钙,你吸进去的全是胆固醇,骨头里的钙是以磷酸盐形式存在的,很难溶于水,不管用多少骨头炖汤或炖多长的时间,都不能增加骨头汤的含钙量,这种方法补钙是不科学的。并且长期食用很容易导致肥胖、高尿酸甚至高血脂。特别是肥胖人群、高脂血症以及心脑血管疾病患者,骨头汤喝多了无疑是对自己的身体有害的。所以,选择骨头汤进补,还要因人而异,切忌过量。

那么鸡汤呢?大家都知道炖鸡的时候营养都在鸡汤中,不过,如果你或者你的家人有高血脂,那么美味的鸡汤可是不适合的哦。因为鸡汤中的脂肪被吸收后,会促使胆固醇含量进一步升高。机体的胆固醇过高,就会在血管内壁沉积,引起冠状动脉硬化等疾病。另外,鸡汤也会引起人体内甘油三酯水平升高,甘油三酯水平升高会增加2型糖尿病和心脏病风险,这种影响在女性身上表现尤为明显。

不过如果你真喜欢煲鸡汤的话,我可以教你一种少油煲汤法:先去鸡皮,再去鸡油,然后再炖,这样可以减少油脂的摄入。而且,喝汤前最好先"撇油",等汤冷却到一定程度,把结在上面的一层薄薄的油脂去掉,我们就可以放心地喝了。

上面列举的是一些富含胆固醇的食物。当然,控制胆固醇摄入仅仅是预防血液胆固醇升高以及使升高的胆固醇下降的措施之一,并不是全部。虽然饮食中胆固醇摄入并不是血液中胆固醇的主要来源,但控制饮食中胆固醇的摄入仍然是控制血脂异常的重要措施。

除了少吃这些高胆固醇的食物之外,我们还要多吃含低量胆固醇的食物,比如瘦肉、兔肉、黄鱼、去皮鸡肉、鲤鱼、鳝丝、方火腿、白鱼、海蜇皮、海参。植物一般并不含胆固醇,例如日常饮食中的五谷类、水果、蔬菜类、花生、豆浆、豆腐等豆制品食物,这些几乎都不含有胆固醇。

一日之计在于晨,每天降脂从一碗粥开始

营养燕麦粥,高膳食纤维降血脂

不管是不是高血脂患者,我们的饮食都应该粗细搭配,保证有足够的膳食纤维。膳食纤维有利于代谢废物的排出,对调节血脂水平有良好的作用。

因此我们应该在每天的膳食中添加燕麦片、荞麦等粗粮,以及海带、魔芋和新鲜蔬菜等富含膳食纤维的食物。强烈建议大家,每一天的早餐,从一杯燕麦片或者一碗燕麦粥开始。那么燕麦对于高血脂患者到底有哪些益处呢?

作为低饱和脂肪酸和低胆固醇食品,燕麦的可溶性纤维能降低患心脏病的可能性。临床研究数据表明,高血脂患者每天早晨吃50克燕麦粥,2个月后,胆固醇下降14.4%,甘油三酯下降17.3%,β-脂蛋白下降159.7毫克,降脂效果非常明显,而且没有副作用。

究其降脂原因,一是燕麦富含必需脂肪酸——亚油酸,它是合成前列腺素的前体,而前列腺素具有扩张血管、降压、利尿排钠和减少血栓形成等生理作用。二是燕麦糖类物质,俗称燕麦胶,具有黏性,能减慢机体对

胆盐的吸收速度。胆盐虽然有促进消化的作用，但含有的胆固醇比较多，所以燕麦胶含量越高，阻止胆固醇吸收的效果越好。三是燕麦淀粉在人体内能加快食物中胆固醇通过肠道的速度，使大部分的胆固醇在肠道吸收之前被排泄掉。这三个优势使它具备了很好的降胆固醇的功效。

不过，很多人吃燕麦喜欢买速溶的，直接用热水沏着吃。年轻人早上没有时间做，这点我可以理解，但还是建议大家买那种散装的没有经过任何加工的原生燕麦片，然后川火熬，熬出来的燕麦粥味道相当不错。这里我向大家推荐两款燕麦粥及它们的做法。

首先最简单也最常见的要数牛奶燕麦粥了，它的做法也很简单，大家先在小锅中加入一杯约120毫升的水和20克燕麦片，当然大家可以根据这个比例增减分量，煮开之后，打入一个鸡蛋，并将鸡蛋搅碎，待鸡蛋煮熟后关火，可以加入少许糖调味，然后冲入100毫升鲜牛奶，就可以食用了。

另一款是燕麦蔬菜粥。原材料是燕麦少许，鸡蛋一个，绿叶蔬菜一些，白菜、菠菜、生菜都可以，切成碎末。先把一碗冷水烧开，水开后放入燕麦，不停搅拌，直到燕麦粥逐渐变黏稠。然后将蛋液缓缓注入，继续顺着一个方向搅拌。粥再次煮开的时候，放入切好的蔬菜，继续搅拌。再放入少许盐、鸡精、胡椒和几滴香油调味，建议不要放味精，再稍微煮一会儿，等到所有材料熟了就可以关火了。

但是大家需要注意的是，膳食纤维也并非"多多益善"，燕麦片也不是吃得越多越好。过量摄入可能造成腹胀、消化不良，也可能影响钙、铁、锌等元素的吸收，还可能降低蛋白质的消化吸收率。脂肪肝患者、过肠炎和肠道手术的病人、胃肠道功能弱和容易出现低血糖的人等，更应该加以注意。

此外，如果大家一直以来都是低膳食纤维的饮食模式，突然在短期内转变为高膳食纤维饮食模式，可能导致一系列消化道不耐受反应，比如胃肠胀气、腹泻腹痛等。因此，高血脂患者要注意循序渐进地增加膳食纤维，同时要大量饮水。千万不要因为燕麦片有诸多好处，就一下子摄入过多。只要每天早餐吃一点，坚持下去就好。

酸甜山楂粥，刮油减脂上品

我经常会遇到患者和网友疑惑地问我："我的饮食明明很正常，吃得也不比别人多，可为什么身上的油脂就是过剩呢？"除了个人体质的原因之外，很多时候，问题就出在食物上，有些食物你吃得再少也会助长身上的赘肉，而有这样一些食物，你吃得再多，也只是刮去你身上的油脂。对于高血脂患者来说，那些可以帮我们有效刮去身体多余油脂的食物，不妨多吃一些，山楂就是其中的一种。

山楂是我国独有的水果品种，它主要含有山楂酸、柠檬酸、脂肪分解酸、维生素C、黄酮、碳水化合物等成分，具有扩张血管、改善微循环、降低血压、促进胆固醇排泄和降低血脂的作用。吃山楂可增加胃中的消化酶，对于油腻大餐后堆积在胃中的食物、脂肪，具有很强的消化作用，一直是减肥去脂良方，很适合高血脂患者，尤其是体形比较肥胖的患者食用。

不过，山楂是酸性食物，所以不适合空腹吃，而且不适合多吃，如果生吃的话最好在饭后食用。

另外我不建议大家食用经过加工的山楂片、山楂卷、果丹皮等零食，而是建议大家多喝山楂粥。下面就给大家介绍几种降脂效果比较好的山楂粥。

降脂滋补粥

山楂大米粥

材料 山楂30～40克，大米50～100克，砂糖10克。

做法 山楂煎取浓汁，取汁入大米，放入砂糖煮粥，分2～3次服用，每天1剂，7～10天为一疗程。

功效 健脾胃，助消化，降血脂。适用于高血脂、高血压、冠心病以及食积停滞、肉积不消。

我建议大家把它当作两餐之间的点心食用，而且，体虚的女性朋友，可以加一些红糖熬煮。如果时间充足，还可以将红糖加水熬化，山楂放入其中慢慢熬煮腌渍。这个山楂大米粥不仅能强效去脂，还是降血压、降胆固醇的良方。

荸荠山楂粥

材料 荸荠60克，山楂50克，大米100克，白糖30克。

做法 将荸荠洗净，去皮，切成小块。山楂洗净，去核，切成小块。

大米淘洗干净，备用。然后在锅内加适量的水，放入大米煮粥，五成熟时加入荸荠块、山楂块，再煮至粥熟，调入白糖即成。每天2次，连服一个月为一疗程。

功效 荸荠性寒，味甘，有清热凉肝、生津止渴、补中益气、清风解毒等功效，可用于治疗高血压、高血脂、便秘等症，它和山楂一起煮食，特别适合高血脂患者食用。

丹参山楂粥

材料 丹参20克，山楂40克，粳米100克，白糖适量。

做法 先将丹参、山楂放入砂锅煎取浓汁，去渣待用。在锅中放入粳米熬粥，煮沸时放入丹参和山楂汁，出锅时放入适量的白糖。

功效 健脾胃、散瘀血，适用于治疗冠心病、高血压、高血脂等症。

肉桂山楂粥

材料 肉桂4克，山楂30克，粳米50克，红糖适量。

做法 先将肉桂水煎20分钟，与山楂、粳米同时入锅，煮成粥，加糖即可食用。

注意 每天1剂，趁热服食，不吃肉桂。

功效 中医认为，肉桂温中散寒，能扩张血管，使血脉疏通，血液循

> 环旺盛。而山楂活血化瘀，能促进气血流通。两者配合相得益彰，对由肾阳虚弱引起的手足发凉、脾胃虚弱都非常有效，而且，血脂高的人服用效果也相当好。

需要提醒大家的是，很多女孩子喜欢吃山楂，尤其是孕妇，怀孕后常常伴有困倦、恶心、呕吐、食欲不振等反应，特别喜欢吃一些酸甜果品，山楂酸甜可口，很多孕妇喜欢吃。但是，山楂对子宫也有一定的兴奋作用，可以促使子宫收缩。所以孕妇大量食用山楂及其制品就很容易导致流产。在此建议孕妇一定不要吃太多山楂制品，而且我们不要把山楂跟海鲜、人参、柠檬等一起食用，以免食物相克伤害我们的身体。

谷物搭配，血管、肠胃都不累

玉米变着花样吃，忆苦思甜又健康

在我们的认知中，玉米似乎是属于上个世纪那个食物匮乏年代的，在很长一段时间里，这种粗粮都被我们抛弃了。然而近些年来，随着各种富贵病的发病率越来越高，在健康饮食的风潮下，玉米又重新回到了我们的视野。

中医认为，玉米有调中开胃及降脂的功效。流行病学资料表明，玉米含有大量维生素E，它有助于血管舒张，加强肠壁蠕动，促进机体废物的排出，还能阻止不饱和脂肪酸的氧化，抑制癌细胞的发展。如今因为它的防癌抗癌的作用，特别受大家欢迎。

对于高血脂患者来说，玉米的保健作用主要体现在它降低胆固醇上。因为玉米中所含的脂肪主要是不饱和脂肪酸，其中50%以上是亚油酸，此外还含有谷甾醇、卵磷脂等，可以较好地降低人体血清中胆固醇含量，预防高血脂、高血压、冠心病及心脑血管疾病的发生。而且，玉米富含纤维素，其含量比精米、精面高出6～8倍。纤维素可以同胆汁酸结合，从而减少胆固醇的合成，对血脂异常的营养保健作用非常明显。

不过我并不赞成大家把主食都换成玉米，因为玉米的营养结构也有不足之处，它所含的色氨酸较少，单一食用玉米的话容易发生癞皮病。不如把玉米跟米、面、大豆食物混合吃，这样会更有利于蛋白质的互补，营养价值更高。

如果玉米的烹调、食法不当，营养价值也难以充分发挥出来。正确的吃法是：蒸玉米面馍，煮玉米面糊或熬玉米粥时放点碱。

很多经常做饭的女性患者一听到这些就会问我："为什么要加碱呢？加碱不是不好吗？"我明白她们的意思，通常我们都不建议在粮食中加碱，是因为加碱之后B族维生素会遭到破坏，但玉米是个特殊的例外。因为加了碱之后，可以让玉米中丰富的烟酸由结合型转变为游离型，人体也就容易吸收利用了，这样也可以防止腹胀等消化不良症状。当然，大家直接把玉米煮了吃是没办法加小苏打的，所以推荐大家煮粥喝。接下来我就为大家介绍两种好吃又降脂的玉米粥。

一款是玉米蛋花羹。大家可以选择小玉米楂（碎碎的那种），或者是冷冻玉米粒切碎，这样比较容易熟，口感上也较好，更容易消化。

做法是将玉米楂放在水中，加入少许枸杞子，煮开5分钟左右加入少许小苏打，打入鸡蛋，搅拌几下即可，喜欢甜味的朋友可以少加点冰糖或者是蜂蜜。

这样简单营养的玉米蛋花羹就做好了，在寒冷的冬日里喝一碗，充满了玉米的糯香，还可以帮助降低血清胆固醇含量，真的是相当不错的选择。

还有一款香菇玉米羹也要推荐给大家，它的做法基本和玉米蛋花羹差不多，不同之处是香菇也要切碎加入。香菇中所含的抗癌因子特别丰富，同时烟酸含量极高，大家不妨平时多喝些这款粥。

需要提醒大家注意的是，颜色越深的玉米越好，白玉米营养价值相对较低，紫玉米最好。传统的玉米比较难消化，而粘玉米会比较容易消化，肠胃不好的人可以多选择粘玉米。

另外，玉米发霉后能产生致癌物，发霉的玉米绝对不能吃。

大豆和豆制品，质优价廉的血管清道夫

高血脂很可能诱发高血压和血栓以及中风，如果它能被适当及时"清除"，一些心脑血管疾病就被釜底抽薪了，我们的生命安全和健康会更有保障。

为了帮我们早日成功赶走血脂异常的状况，建议大家多吃一些大豆。大豆富含优质蛋白，所以被称为"菜园里的肉类"，它的蛋白质含量高达 30% ～ 50%，而且富含人体需要的 8 种氨基酸，是植物性食品中唯一可与动物性食品相媲美的高蛋白食物。不过我相信对于高血脂患者来说，大豆的营养是否丰富不是大家最关心的，我们最关注的是它到底能不能帮我们降血脂。

答案当然是肯定的。在所有降低胆固醇的营养物中，大豆蛋白对血清脂蛋白和心脑血管疾病危险的影响最广泛，它不仅可以显著降低血清胆固

醇、低密度脂蛋白和甘油三酯水平,还可以轻度升高血清高密度脂蛋白胆固醇水平,选择性地降低动脉粥样硬化中小而致密的低密度脂蛋白颗粒数量。而且,除了对降血脂有益外,大豆蛋白及其异黄酮还可以改善血管质量,减少体内氧化,预防炎症,减少血小板聚集,从而降低动脉粥样硬化的危险。显而易见,大豆对于降低高血脂和预防心脑血管疾病大有帮助,是降脂健康食品。

大豆中的卵磷脂还可以促进肝脏中的脂肪代谢,防止脂肪肝形成,这对于高血脂患者来说也是非常必要的。日本庆应大学的一项研究选择了22名36～70岁的实验者,在他们的膳食中添加15克高纯度大豆卵磷脂,6周后检查比较发现,他们血清中的甘油三酯都有所减少,动脉硬化指数减少,而且总胆固醇有所下降。虽然这项研究的实验者人数较少,并不能够有力证明卵磷脂就一定能帮我们降血脂,但它必然是对高血脂患者身体有益的。

为什么卵磷脂会有这种功效呢?这是因为作为清扫血管的"清道夫",人体内的卵磷脂有乳化作用,它能依靠所含的胆碱、亚麻油酸及肌醇等来化解脂肪,把大颗粒的脂肪变小,增加其流动性和渗透性,从而减少动脉硬化的发生机会,对减少脑中风、心肌梗死、冠心病及肾脏机能障碍等病症都有非常积极的作用。

卵磷脂原本是人体自造的维持生命的基本物质,如果我们的膳食结构合理的话,并不需要额外补充。但我们今天很多人的膳食结构都不合理,而且有些人,尤其是老年人可能会出现卵磷脂不足的情况,这就应该从大豆类的食品中补充。

不过，虽然大豆营养丰富而且能够帮我们降脂，但由于氨基酸不能在体内贮存，所以过多摄入豆类制品也没有太大实际益处，反而还有可能增加肠胃负担。而痛风或尿酸过高的患者，是不可吃太多大豆的。一般对于高血脂患者来说，每日吃100克左右的豆类制品是比较合适的。而且，大家如果吃黄豆的话，最好是煮熟吃。如果嫌口感不好，也可以吃豆制品，比如豆腐、豆皮、豆干或豆浆、绿豆芽等。

在此，我特别推荐绿豆芽给大家。绿豆本身就是一种很好的降胆固醇食物，而在它发芽过程中，维生素C可达到绿豆原含量的六七倍之多。大量维生素C可以促进胆固醇排泄，防止其在动脉内壁沉积。绿豆芽的膳食纤维，还能帮助我们清除体内垃圾，与食物中的胆固醇相结合并将其转化成胆酸排出体外，从而降低胆固醇水平。

此外，性味甘凉富含水分的绿豆芽，还可以解腻生津，是不可多得的减肥调脂小菜，平时做菜时可以多选择下它。

老醋花生，降血脂的"绝配"

很多高血脂患者看到我推荐的这道菜肯定会觉得，"花生的脂肪含量不是很高吗？我不是应该少吃吗？"的确，每颗花生的脂肪含量达到40%～50%，是大豆的2倍，比油菜籽还高。含蛋白质30%左右，相当于小麦的2倍多，是大米的3倍。看起来似乎是高血脂患者应该远离的食物。

但事实不是这样的,花生含有核黄素、钙、磷、卵磷脂、胆碱、不饱和脂肪酸以及多种维生素,因此被称为"长生果"。它对心脑血管疾病和高血脂都有相应的保健作用。

一方面,食用花生可以让人体内肝脏的胆固醇分解为胆汁酸,让它的排泄增强,从而降低胆固醇;另一方面,花生红衣(花生皮)能抑制纤维蛋白的溶解,促进血小板新生,加强毛细血管的收缩功能,对血小板减少、肺结核咳血和泌尿道出血等疾病大有好处。所以,大家不要因为自己患有高血脂就对花生敬而远之。

如果大家还是担心花生脂肪含量高的话,那就加上它的绝配——醋吧。醋这种调料,不但可以让菜增加鲜、甜及香味,而且具有增进食欲、促进消化、杀菌等功效,尤其是对过咸、过腻的食品,加上点醋可降咸味,减少腻感。

醋与花生搭配的科学性还在于能突出花生的价值——花生含有人体所需要的不饱和脂肪酸,不过花生毕竟脂类含量高、热量大,醋正好可以化解这一点,醋中的多种有机酸是解腻又生香的,因此把它们搭配在一起,就可以扬长避短,让两种食物的长处都发挥得淋漓尽致,真是两全其美的办法。

一般来说老醋花生的吃法是用醋浸泡花生一周以上,每晚吃 7～10 粒,连吃一周是一个疗程。它可以降低血压、软化血管,减少胆固醇的堆积。

如果大家不喜欢这种吃法的话,也可以考虑另外一种做法:首先要把花生去皮。可以把花生用开水煮沸后，浸泡半个小时，再剥皮，这样的话更好剥。花生米的红衣虽然能够帮助养胃，但它是生血的，高血脂并且合并高血压的患者，建议还是按照我的方法把花生红衣剥掉。然后用三汤勺陈醋、半勺酱油、半块老姜，一起放到锅里小火烧开。然后再把熬好的姜醋直接浇到花生上。由于刚熬好的姜醋很熏眼睛，大家要特别小心，别让热腾腾的蒸汽烫伤或者呛出眼泪。

很多人觉得既然醋可以软化血管、降低胆固醇，是高血压等心脑血管疾病的一剂良方，那我是不是可以多吃一点呢？这其实是错误的观念，醋不是降脂治病的"万能药"，醋本身是不适合大量饮用的，过度吃醋也有可能会破坏人体酸碱平衡，反而会适得其反。尤其是患有胃溃疡且胃酸分泌过多的病人，更要避免食用过多的醋，过量的食醋会使胃环境中的酸性加强，对胃黏膜造成损伤。

总之，"物无美恶，过则为灾"，我们吃老醋花生也要适量，那种用醋泡了一周的花生米，每天最多吃十几粒就可以了，而且吃完之后一定要及时漱口，否则可能会伤害到牙齿。

既然要降脂，不能放过油

吃油、选油学问多，不仅要选对，还要吃对

我们平时做饭用的油，主要有动物油和植物油两大类。一般说来，多数动物油中饱和脂肪酸的含量较高，而植物油中则是不饱和脂肪酸的含量居多，因此血脂异常的我们肯定应该选择植物油。

但是，植物油也分好多种类：第一类是饱和油脂，如椰子油，这些油中饱和脂肪酸的含量高，经常吃可以让血胆固醇水平增高，并不适合多吃。第二类是单不饱和油脂，包括花生油、菜籽油和橄榄油，这些油中单不饱和脂肪酸含量比较高。第三类是多不饱和油脂，如大豆油、玉米油、芝麻油、棉籽油、红花油和葵花籽油，这两类油更适合血脂异常的人选用，尤其是橄榄油。

在20世纪时，地中海沿岸居民的饮食模式就引起了很多医学家的注意，因为这一地区的心脑血管疾病发病率特别低，医学家推测这可能跟他们的日常生活习惯有关。经过多方调查和研究，最后得出的结论是，这跟他们食用的橄榄油有很大关系。

而我们中国人常用的植物油是花生油、大豆油，因为我们的土地上盛

产这两种植物。但是在地中海沿岸，他们普遍种植的是橄榄，当地居民不仅经常食用橄榄，更是把橄榄油作为日常食用油，就像我们吃花生油、大豆油一样普遍。

那么，为什么橄榄油是他们心脑血管疾病发病率低的原因呢？同样是油，为什么橄榄油就能比别的油更健康呢？为什么它对血脂异常有着辅助治疗效果呢？

这和每一种油中的脂肪组成有关。我们经常吃的花生油、大豆油中富含的是 $\omega-6$ 脂肪酸，吃多了不仅不能降低血脂，反而会升高血脂。而橄榄油中富含 $\omega-9$ 脂肪酸，这种脂肪酸也称油酸，油酸有一个显著的特点，那就是能提高血液中好胆固醇——高密度脂蛋白的含量，降低坏胆固醇——低密度脂蛋白的含量。这样，油酸不仅能有效地将坏胆固醇排出体外，还能刺激增殖好胆固醇，将黏附在血管壁上的坏胆固醇"铲"下来，运回肝脏中去。对高血脂患者来说，橄榄油的这种功效简直是他们梦寐以求的。

橄榄油中还含有一定量的 $\omega-3$ 脂肪酸。一般甘油三酯在血液中含量过多，也会引起血脂异常，而 $\omega-3$ 脂肪酸具有乳化血液中甘油三酯，并将其排出体外的功能。当血液中坏胆固醇和甘油三酯被清除的话，血脂自然会恢复正常，而由血脂过高引发的各种心脑血管疾病也将会得到控制，我们的健康隐患将会得到很大程度的消除，生活质量也会大大提高。

所以，如果我们能用橄榄油代替其他烹调用油，相信身体中的血脂异常将会得到有效的辅助治疗。不过我们国家不盛产橄榄，商场超市中卖的橄榄油价格相对较高。不过经济条件允许的话，还是建议大家尽量把食用油换成橄榄油。

另外，我还想在这里澄清一个问题。有很多网友会问我："听说每天清晨起床或晚上临睡前喝一勺橄榄油可以降血脂，预防心脑血管疾病，这是不是真的？"

我承认橄榄油是非常健康的食用油，但是却不建议大家在正常饮食之外再吃一勺橄榄油。橄榄油毕竟还是一种油，不是药品，吃多了同样会造成脂肪的堆积，依靠它来治病是不现实的，大家没有必要在正常饮食外吃一勺油，这很有可能会造成我们每天摄入的油脂总量增加。大家要切记，我们每天摄入的食用油不要超过25克，即便是橄榄油也一样。

目前市面上我们可以见到的橄榄油主要分为初榨橄榄油和普通橄榄油两种，初榨橄榄油味道浓郁，适合生吃，比如拌沙拉等。普通橄榄油则适宜煮或者炸，但也要尽量避免长时烹炒煎炸。还要提醒大家目前橄榄油造假相当猖獗，大家在选购的时候一定要注意包装、产地标识等信息，避免购买到不合格的产品。

盖浇饭虽美味，菜少盐多油超标

相信大家对洋快餐不属于健康饮食这个观点都相当熟悉了，那么大家知道吗，中式快餐也同样可能会对健康不利。我们现在要讲的盖浇饭，就是中式快餐中不健康的一种。

盖浇饭其实有很多其他叫法，东北叫烩饭，广东叫碟头饭，还有的地方根据使用材料不同叫做咖喱土豆饭、咖喱鸡饭、麻婆豆腐饭、番茄蛋饭、番茄牛肉饭等等。但它们只是名称不同，其实都是菜和饭放在一个盘子里，菜浇在饭上，由此称作盖浇饭。它的主要特点是饭菜结合，食用方便，既有主食米饭，又有美味菜肴。菜汤汁浇在饭上面，使米饭更富有口感而备受青睐。而且它不像一般食用饭菜需要较多的餐具摆到桌上，饭菜盛于一盘，所以既可放在桌上食用，也可以用手端着吃，深受学生族和上班族的喜爱。

但是很多人却不知道，这种既方便又美味的食物也存在很大的健康隐患。

首先，它通常会存在油盐超标的问题，极有可能会引发高血脂。大家想想看，自己经常吃的盖浇饭，满目皆是棕红色的酱油和亮亮的油花。固然这种盖浇饭吃得香，开胃下饭，但同时也可能造成盐和脂肪摄入量超标，尤其不适合高血脂患者食用。即便你是健康人，也要尽量少吃。

而且，相信大家都能感受到，盖浇饭通常都只有一些固定品种，它的内容比较单一，蔬菜量少。往往是一大盘米饭上面覆盖着的都是菜汁，菜很少，远远达不到每顿饭半斤蔬菜的要求。同时盖浇饭中蔬菜的种类比较单一，长期吃某一种盖浇饭可能会造成其他营养素摄入不足。并且它不仅缺少蔬菜，还缺少粗粮。盖浇饭的主食大多是白米饭等精细粮食，从营养角度来说，对于主食，还是要求尽量粗细搭配，营养素配比均衡、丰富。显然，盖浇饭并不能满足这个要求，更不利于缓解高血脂患者的病情。

另外一点就是，盖浇饭往往是荤多素少。基本上我们见到的盖浇饭都是排骨、卤肉、牛肉、鸡肉、鱼肉等肉类加上一些蔬菜制成，肉多菜少，难以达到合理的荤素比例，让我们在不知不觉中摄入大量的脂肪。

作为学生族和工作繁忙的上班族，有时候难以避免会吃一些盖浇饭，它当然也不是不能吃，只是我们要尽量少吃以炸、煎等方式烹调而成的盖浇饭。而且，容易吸油的菜肴也尽量不要点，比如地三鲜、烧茄子等。

还要尽量避开麻辣口味的菜肴，如宫保鸡丁、虎皮尖椒等。建议考虑多点些清淡少油的菜肴，比如西红柿鸡蛋等就是不错的选择。

如果为了方便省事在家吃盖浇饭，那么大家注意了，在炒菜的时候选用更适合高血脂患者食用的橄榄油，除了炒菜时少油少盐，注意荤素搭配外，大家在烹饪米饭时加点小米或紫米之类的粗粮，也可单独蒸一块红薯来替代部分主食，以保证足量膳食纤维的摄入。通过这些小细节，我们就可以尽可能地扬长避短，把盖浇饭吃得更健康。

降血脂的生活：无肉不欢，缺鱼不可

只要烹饪方法对，肥肉也能吃出健康来

对饮食营养稍微有所了解的人都知道，肥肉的脂肪中含有大量饱和脂肪酸，对人体有害，经常吃肥肉会使人发胖，促使体内血清胆固醇值提高，从而引发高血脂、动脉粥样硬化、脑溢血等心脑血管疾病。所以，很多医生都建议不管有没有高血脂都尽量选择不吃肥肉，只吃瘦肉，这可苦了那些爱吃肥肉的人。

不过我现在有个好消息要告诉你们，肥肉并不是必然跟高血脂画上等号的。日本曾经对数十名百岁老人的饮食习惯进行了调查，发现大多数长寿老人除了爱劳动、爱活动、对生活态度乐观外，几乎90%以上的老人都爱吃炖烂的肥猪肉。而且这些老人没有一个得高血压、冠心病、肥胖症和动脉硬化的，这一点大大出乎很多人的意料。

这个原因恐怕很多人都不知道。事实上，随着肥肉炖煮时间的增长，猪肉中的饱和脂肪酸含量大幅度下降，炖了两个小时以上的肥肉可以下降46.5%，达到最低点。而单不饱和脂肪酸和多不饱和脂肪酸随着烹饪时间的增长而不断增加，在两小时达到最高值。这样，相当于让肥肉中对人体不

利的因素——饱和脂肪酸和胆固醇，转化为对人体有利的因素——单、多不饱和脂肪酸，同时，炖烂的肥肉保留了猪肉原本的营养成分，如丰富的维生素 B_1、蛋白质和必需的脂肪酸等，而且胶质部分更容易被人体消化吸收。因此，特别适合老年人和希望保养皮肤的女性食用。

但是需要指出的是，大家在炖煮肥肉的时候，最好使用密封的高压锅，这样炖起来可以更熟、更烂。而且一定要炖够两个小时，不要过于性急，在饱和脂肪酸还没有变化的时候就出锅，只能让高血脂越来越严重。还要提醒大家，尽管炖了两个小时的肥肉对身体有很多好处，它毕竟也还是肥肉，大家也不可以过量食用。

另一方面，很多爱吃肉的人有了高血脂之后，不吃肥肉，却依然大量吃瘦肉。的确，瘦肉脂肪中的饱和脂肪酸含量确实低于肥肉，但不能笼统地讲瘦肉都是低脂肪的。营养学家对各种动物肉的脂肪进行测定，以 100 克重量为例，每种动物的脂肪含量为：兔肉 0.4 克，马肉 0.8 克，瘦牛肉 6.2 克，瘦羊肉 13.6 克，而瘦猪肉却高达 28.8 克。在这样高饱和脂肪酸含量下，我们把瘦猪肉作为日常膳食结构中主要的食物来源，对高血脂肯定是没有好处的。而且由于你认为自己吃的是瘦肉，心理上会没有节制的观念，于是就会在不知不觉中摄入过多脂肪。

除了脂肪之外，瘦肉中的蛋氨酸含量也比较高，这种物质在加热过程中会产生一种叫同型半胱氨酸的有机物。而这种物质会直接损害动脉血管壁内的内皮细胞，促使血液中的胆固醇和甘油三酯等脂质沉积并渗入动脉血管壁内，从而发生动脉粥样硬化。

大家由此也应该明白了吧，肥肉不是不能吃，关键是烹饪方法。瘦肉也不是可以随便敞开了吃，关键是要适量。

海鱼、河鱼都要吃，护心护脑降血脂

一般来说，我们都建议高血脂患者少摄入脂肪，控制摄入的总热量。那也就意味着，假如我们整天吃肉，是不是就更容易出现高血脂呢？按理说这样的推论是没错的，但生活在北极的因纽特人给了我们一个反例，他们终年以动物性食物为主，却很少患有心脑血管疾病，血脂水平也不高。这种情形，是由他们的基因决定的吗？

不是的，那些移居到了美国和欧洲国家的因纽特人，心脑血管疾病的发病率就会向当地人看齐。后来经研究发现，原来是因纽特人常吃的鱼可以降低血脂，让他们即便吃了很多的肉类，也可以免受高血脂的困扰。

各种不同的肉类，它们所含的脂肪是不一样的。比如，猪肉、牛肉、羊肉等肉类中的脂肪，主要是由饱和脂肪酸组成，这种脂肪吃得过多，膳食搭配不好，就会成为诱发高血脂的重要原因。而很多鱼类中所含的不饱和脂肪酸比较多，能帮助人体排除多余的"垃圾"，有效降低血脂和胆固醇，对防治动脉硬化、冠心病非常有好处，还能帮我们降血脂。

当然，不同鱼类，它们降血脂的功效也是不一样的。在淡水鱼中，我向大家推荐鲤鱼。鲤鱼虽然脂肪含量比较高，但是80%以上都是不饱和脂肪酸，在人们常吃的淡水鱼中名列前茅。而且，鲤鱼肉中还富含钾离子，对于强壮肌肉有一定好处。它的蛋白质含量高，质量也很好，人体消化吸收率可达 96%，并能供给人体必需的氨基酸、矿物质、维生素 A 和维生素 D。因此，特别适合儿童、产妇、孕妇及年老虚弱的人食用。

不过，如果是单纯性高胆固醇血症和遗传性高血脂患者，吃鱼对你是没有太明显作用的，我们还需要选择其他治疗方法和保健措施。

除了淡水鱼，还有深海鱼。深海鱼所含的 DHA 和 EPA 是人体代谢过程中不可缺少的重要物质。DHA 主要存在于人体大脑的灰质部，它能有效活化脑细胞，提高脑神经信息传送速度，增强记忆力，延缓衰老。

另一种被称为"心血管清道夫"的 EPA，对降低血脂血压、防止心脑动脉硬化、保护大脑和心脏都具有很好的效果。它能降低血液中对人体有害的胆固醇和甘油三酯，有效控制人体血脂的浓度，并提高对人体有益的高密度脂蛋白的含量。对保持身体健康，预防心脑血管疾病，改善内分泌功能等起着关键的作用。在所有的深海鱼中，又首推三文鱼，因为三文鱼中的不饱和脂肪酸含量在所有海鱼中是最高的，营养也非常丰富。

有网友曾经问我："我干脆直接吃深海鱼油行不行？"虽然理论上鱼油可以密集补充很多从鱼类动物体中提炼出来的不饱和脂肪成分，但市面上的产品良莠不齐，甚至在某些牌子的深海鱼油中还检查出了致癌物质，而且大家对其剂量大小、质量等很难把握。

此外，鱼油也不是没有副作用的，过多的鱼油可能会影响凝血功能，也可能会干扰维生素 E 的吸收利用，大量服用鱼油还可能引起恶心、上腹不适、腹胀、腹泻等症状。所以还是建议大家吃鱼比较好。

菌类、蔬菜和瓜果，必不可少的降脂三宝

---- * ----

菌类食物：大自然恩赐的降脂妙药

说起菌类食物，大家不会觉得很陌生，肯定会想起蘑菇、香菇之类的。是的，菌类食物是它们的总称，指的就是蘑菇、草菇、香菇、平菇、猴头菇、灵芝、木耳这一类食物。大家应该都吃过菌类食物，那你们知不知道它是一种高蛋白、低脂肪，富含天然维生素的健康食品呢？除了鲜美的味道，它还具有许多独特的保健作用。

菌类食物在营养上的特长是低热量、低脂肪，却有丰富的维生素、矿物质和纤维质，已成为防病强身、延缓老化最理想的健康食品。据现代科学研究证实，菌类食品大都含有多糖体类物质，具有免疫活性，能提高人体免疫力，增加人体对癌症及其他疾病的抵抗力，对于糖尿病、肥胖症、胃酸过多症、过度紧张、动脉硬化、高血压、贫血和便秘患者都具有极好的作用。对于高血脂患者来说，它也是非常好的保健食品。

一般来说，我们日常生活中经常食用的菌类食物主要有蘑菇、香菇、金针菇、木耳等，它们对于血脂异常，都有或多或少的保健作用。但说起降血脂的菌类的话，第一名则非香菇莫属。

由于坊间传闻香菇可以预防癌症,所以它一直非常受欢迎。虽然事实并不像传闻那样夸张,但香菇可以防癌还是有科学依据的。因为多吃香菇,能诱导人体产生更多的干扰素,从而起到抗病毒的作用。

菌类中的多糖体成分,能增强人体网状内皮系统吞噬细胞的功能,促进淋巴细胞的转化,激活T细胞[1]和B细胞[2],促进抗体的形成,有助于提高机体的免疫力,防止癌症的发生。

新鲜的香菇和干香菇都含有丰富的维生素B_2,不过干香菇中含有更多可帮助钙质转换成为骨髓的维生素D。我们上班族一般很难晒到太阳,可以在吃香菇时,先放在太阳下晒上三四个小时。

对高血脂患者来说,香菇的作用在于它含有香菇嘌呤物质,可以促进胆固醇分解,降低总胆固醇及甘油三酯,还可以防止动脉壁脂质沉积和动脉粥样硬化斑块的形成。香菇中所含的纤维素能促进胃肠蠕动,防止便秘,减少肠道对胆固醇的吸收。因此,对于那些无肉不欢的人来说,尤其应该多吃点香菇。

至于具体该怎么吃,没有特别的讲究,不过我向大家推荐香菇豆腐汤和香菇鸡肉粥,它们都比较清淡,更适合高血脂患者食用。

香菇豆腐汤的具体做法是:准备香菇50克,豆腐、香菜各25克,葱

---

[1] T细胞是胸腺依赖性淋巴细胞的简称,是淋巴细胞的主要组成成分,具有多种生物学功能,是身体抵御疾病感染、肿瘤形成的"斗士"。
[2] B细胞是骨髓依赖性淋巴细胞的简称,它受刺激后会增殖分化出大量浆细胞,合成抗体,发挥体液免疫的功能。

花、盐、鸡精、香油各适量。先把鲜香菇去蒂，洗净，放在沸水中焯透，捞出，切丝。然后将豆腐洗净、切块，香菜择洗干净，切断。之后汤锅放火上，加入香菇丝、豆腐块、葱花和适量的清水，大火烧沸，转中火煮5分钟，放入香油煮2分钟，用盐和鸡精调味，最后淋上香油就可以了。

香菇和豆腐在一起烹调有利于食欲不振、脾胃虚弱者更好地吸收营养，建议久病气虚、年老体弱的人不妨多喝点。

香菇鸡肉粥的材料是大米50克，鲜香菇、鸡胸脯肉各25克，盐、香油各适量。做法是：先把大米淘洗干净，鲜香菇去蒂，洗净，放在沸水中焯透，捞出，切末。然后将鸡胸脯肉洗净切末。之后锅置火上加适量的清水，放入大米、香菇末和鸡肉末中火煮沸，转小火至米粒和鸡肉熟透，最后用盐和香油调味就可以了。

除了香菇之外，降血脂的菌类明星还有灵芝。灵芝单独食用或者与降血脂药合用，都可以降低血清胆固醇、甘油三酯和低密度脂蛋白，升高高密度脂蛋白。同时，还能降低全血黏度和血浆黏度，改善血流障碍。而灵芝的保肝作用还可以防止或减轻化学合成调节血脂药引起的肝损伤。并且它的调节血脂作用是非常明显的，大家也可以考虑适当食用。

除了香菇、灵芝之外，大量的菌类品种，包括云芝、木蹄层孔菌、银耳，都是我国传统的民间药物。其他菌类如茶树菇、白蘑、硬毛多孔菌、平菇、柳蕈和大白桩菇等，正在被广泛地探索医药效用。患有高血脂的人群，不妨在自己的餐桌上适当加重菌类食物的分量，让它们的鲜美滋味帮你轻松降血脂。

洋葱、大蒜："重口味"的降脂利器

大家一定都知道，葱姜蒜辣椒都属于刺激性食品，只要是医生交代要忌口时，它们往往都在禁忌的行列之中。那么，我为什么会让高血脂患者每天吃点葱蒜呢？

首先我们来看洋葱，它有很高的药用价值和保健作用。洋葱中含有丰富的蛋白质、糖类、维生素 B_2 及 B_6、维生素 C、胡萝卜素、硫胺素、尼克酸和钙、磷、铁、硒等多种元素以及多种化学物质，几乎不含脂肪。对于高血脂患者来说，这是第一个不可忽略的因素。

第二个不可忽略的因素是，洋葱是目前所知唯一含有前列腺素 A 的植物。这种物质是一种较强的血管扩张剂，能舒张血管，降低血液的黏度，增加冠状动脉血流量，还具有降低和预防血栓形成的作用。

第三个不可忽略的因素是，洋葱中所含的二烯丙基二硫化物和少量含硫氨基酸，具有降血脂、降血压、抗动脉粥样硬化和预防心肌梗死的奇异功能。有研究数据表明，健康人每天吃 60 克油煎洋葱，就能有效预防因高脂食物引起的胆固醇升高的现象。动脉粥样硬化和冠心病患者，每天吃 50～70 克洋葱，降脂作用也非常理想。看到这里，大家应该知道为什么我会让血脂异常的人吃洋葱了吧？

所以西方人吃牛排的时候通常搭配洋葱一起吃是很有道理的。当你享用高脂肪食物时，也可以多搭配些洋葱，它会有助于抵消高脂肪食物引起的血液凝块。不过，虽然洋葱的确有提升好胆固醇的疗效，但是洋葱煮得越熟,越会失去这些疗效。

然后是大蒜。高血脂患者血液中的脂肪水平本来就不正常,而我们日常生活中的很多食物,像鸡蛋、香肠、奶酪、咸肉等,吃了之后会让血液中的脂肪上升。但是如果同时吃蒜,脂肪上升的趋势就会受到遏制。大蒜除了有助于降低血脂外,还具有预防和降低动脉脂肪斑块聚积的作用。这一点很重要,导致心脏病的一个主因就是脂肪斑块在冠状动脉的聚积,如果能减少这些风险,我们的健康受到的威胁会小很多。

而且在我们国家,尤其是北方地区,很多人工作和日常交际中难免要沾些烟酒。抽烟喝酒也会使血液变得黏稠,吃些大蒜的话,就会平衡稀释这些黏稠的血液。因为大蒜具有类似于维生素 E 和维生素 C 的抗氧化特性,这些特性和功效,还让它有了"绿色大夫"的称号。

不过,洋葱和大蒜毕竟都属于刺激性食物,每天可以适当吃一些,但也不适合多吃,而且吃的时候还是有一些注意事项的。

洋葱食用过多就有可能引起眼睛模糊和发热。同时,有皮肤瘙痒性疾病、患有眼疾以及胃病、肺胃发炎的人,应该少吃洋葱。而且洋葱辛温,热病患者也应该谨慎食用。

此外,洋葱所含的香辣味对眼睛有刺激作用,患有眼疾、眼部充血的时候,就不要亲自切洋葱了。

吃大蒜也有一些注意事项,一般每天吃 1~3 瓣就可以了,吃得过多,有可能会让口、舌、胃灼痛,破坏肝功能,影响视力,导致贫血。而且,大蒜中的辣素有刺激作用,能让胃酸分泌过盛,胃肠道疾病特别是胃溃疡和十二指肠溃疡患者忌食。患有肝病、眼病患者也不宜食用。此外，大家也尽量不要在空腹的时候、早餐的时候吃大蒜。

看到这里，一定有很多人对葱蒜降血脂、清理和软化血管的作用非常心动吧，但是由于平常上班和社交活动，一旦吃了生葱蒜，口中会有难闻的味道，所以对它们敬而远之。这一点可以理解，大家可以考虑在家吃晚餐的时候或者周六周日吃上一些，千万不要抛弃这两种保健食品。

多吃各种瓜，清热解毒又降脂

在能够降脂的食物中，瓜类占据了相当重要的位置。因为瓜类大多能够清热利湿，帮助排除毒素，它们往往含水量非常高，而且富含矿物质和维生素，同时它们又几乎不含脂肪，能量低，大部分都有降脂的功效。那么现在我们就来介绍几种降脂效果比较明显的瓜。

• 苦瓜

很多人都不喜欢吃苦瓜，的确，它的味道是有些苦，可是正因为它味苦性寒，所以有清热泻火的功能。它含有较多的苦瓜皂甙，可以刺激胰岛素释放，还有非常明显的降血糖作用，而且苦瓜中维生素 B_1、维生素 C 和多种矿物质的含量都比较丰富，能调节血脂、提高机体免疫力，因此苦瓜获得了"植物胰岛素"的美称。

不过大家如果实在不喜欢苦瓜的味道，可以试着用合适的烹饪方式让它口感更好,比如,大家可以试试经典的苦瓜炒蛋,它能明目。其做法是:把 4 个鸡蛋打入小盆备用。苦瓜对半切,挖去瓜子,切薄片,放 1 勺盐搅拌均匀。然后锅中放油加热,之后倒入苦瓜翻炒至变色。接着倒入少许油,倒入 4 个鸡蛋,将锅里的鸡蛋煎至两面金黄起锅就可以了。这种烹饪方法是很多人都喜欢的。

还可以苦瓜炒肉或者凉拌苦瓜,口感都相当不错。苦瓜炒肉的做法是:把一根苦瓜洗净切片,肉也切片备用。然后上锅热油,油温不用太高,小火炒肉,炒的过程中加入盐和生抽。肉炒好之后盛出来,锅里留少许底油,煸炒蒜和姜丝。之后加入苦瓜翻炒,再加入适量盐。最后加入炒好的肉翻炒就可以出锅了。

苦瓜也可以凉拌,对高血脂患者来说这样的吃法效果更好。具体做法是:先把苦瓜洗净,对半切开,去掉苦瓜瓤,斜刀切成均匀的薄片。然后锅中加水,调入一茶勺的食盐,水开以后下入苦瓜焯水,大约焯一分钟就可以了。之后红椒和葱白切丝,泡入水中。再把蒜蓉放入调料碗中,加入生抽、醋、白糖、香油搅拌均匀。把焯好的苦瓜捞出稍微控干水分,摆入盘中,放上红椒和葱白,把调料汁淋在苦瓜上。最后锅中烧热少许油,把热油浇在调料汁中的蒜蓉上,就可以食用了,这种做法会让苦瓜的口感比较好。大家如果怕麻烦又不怕苦的话,也可以生吃苦瓜。

不过不管怎样烹饪苦瓜,都不宜长时间地炖煮。烹饪苦瓜前先把内壁的白瓤刮掉,能够明显减少苦味。如果实在吃不了苦,也可用水很快地焯一下,但会丢失苦味素,降低功效。而且苦瓜是常见瓜果中性质最寒凉的,所以孕妇和脾胃虚寒的人要少吃,并尽量不要生吃。健康人吃苦瓜也要适量,以免寒凉伤身,反而得不偿失。

• 黄瓜

清脆可口的黄瓜有清热、解渴、利尿的作用,还含有大量纤维素,能促进肠道食物废渣的排出,减少胆固醇的吸收。而且它还含有一种叫"丙醇二酸"的物质,可以抑制体内糖类转变成脂肪,有减肥和调整脂质代谢的特殊功效。所以患有高血脂而且体重超重的人多吃黄瓜能降血脂、降血压,利于减肥。

给大家推荐的吃法是凉拌黄瓜,可以生津止渴。也可以做成木须肉,营养均衡。还可以做成紫菜黄瓜汤。需要提醒大家的是,脾胃寒者要少吃生黄瓜,最好做熟了再吃。

• 冬瓜

冬瓜的除湿利尿效果是众所周知的,它还有抗衰老、减肥降脂、延年益寿的功效。冬瓜还是典型的高钾低钠型蔬菜,对高血压、肾病、出现浮肿的患者都大有裨益,建议高血脂患者不妨多吃点冬瓜。

在挑选冬瓜的时候,首先要挑有白霜的瓜。其次,长条形的瓜味道好。最后,要挑选按上去硬硬的瓜,这种冬瓜肉质结实,是新鲜的好瓜。

我推荐的吃法是冬瓜海带汤,它的降血脂效果非常明显。也可以多喝冬瓜虾皮汤,它可以利湿补钙。

- 西瓜

清爽解渴、甘甜多汁的西瓜堪称"盛夏之王",它不含脂肪和胆固醇,却含有大量葡萄糖、苹果酸、果糖、蛋白氨基酸、番茄素及丰富的维生素C等物质,是一种富有很高营养价值的食物。而且,西瓜中所含的糖、蛋白质和微量的盐,能降低血脂软化血管,对医治心脑血管疾病也有疗效。

但需要注意的是,西瓜属于"生冷食品",任何人吃多了都会伤脾胃,导致食欲不佳、消化不良及胃肠抵抗力下降,引起腹胀、腹泻。而且胃肠功能不佳者,要注意别吃冰西瓜。

苹果:天然的减肥燃脂水果

素有"果中之王"美称的苹果,是一种低热量食物,所以和其他水果相比,苹果可提供的脂肪可忽略不计,它几乎不含蛋白质,提供的卡路里很少,平均100克苹果只有60卡路里。而且它含有丰富的苹果酸,能使积蓄在体内的脂肪有效分散,从而防止肥胖。

苹果还富含水分和膳食纤维,能让人的饱腹感延长。而且苹果还有燃烧脂肪的额外优势,因为苹果皮中有一种名为熊果酸的化合物,实验表明这种化合物有助于减少老鼠体内的棕色脂肪,加快热量燃烧,据此科学家们认为苹果皮可以帮助我们降低患上肥胖症的风险。

总体来说,苹果有助于提高肾脏和肠胃功能,净化血液。还能把体内的瘀血、宿便、造成水肿的水毒排出，身体也因此变得更健康。还让人体摄入的热量减少，把体内的多余脂肪消耗掉，让人自然变瘦。

此外苹果含有独特的果酸，可以加速身体代谢，减少体内脂肪堆积。一般肥胖者几乎都是因过食而使胃部扩张，无法控制食欲，而苹果不仅能使胃部收缩、食欲变得容易控制，而且味觉变正常，不会喜欢刺激性食物或油腻食物。这样，在我们毫不痛苦的情况下，苹果帮我们不知不觉瘦下去了。

中医认为肥胖是由肝水疏泄失匀，脾胃受制，水湿不运所致，苹果却可以帮人们调理好体内的机能，这对于高血脂，尤其是腹部肥胖的高血脂患者来说，真是一个好消息。

还有更好的消息，吃苹果还可以减少血液中胆固醇的含量，增加胆汁分泌和胆汁酸功能，因而可以避免胆固醇沉淀在胆汁中形成胆结石。这主要得益于苹果中的果胶。这种果胶既可以降低胆固醇水平，还有利于预防动脉粥样硬化。

当然，吃苹果也是有讲究的。中医上讲，人体在上午的时候，是脾胃活动最旺盛的时候，那时候吃苹果最有利于身体吸收，而晚餐后的水果不利于消化，吃得过多，会让糖转化为脂肪在体内堆积，所以吃苹果尽量选择在下午前，要么是饭前半小时，要么是饭后半小时。不过尽量不要空腹吃苹果，空腹吃的话，苹果所含的果酸和胃酸混合后会增加胃的负担。另外注意，苹果富含糖类和钾盐，肾炎及糖尿病患者不宜多食。

从疾病保健的角度来看，每天吃 1~2 个苹果就足以达到效果了。不过，男性吃苹果的数量应该多于女性，体重较高的人可以比体重较轻的人多吃一些。在吃苹果的时候，我们要细嚼慢咽，这样不仅有利于消化，更重要的是对减少人体疾病大有好处。

另外关于苹果皮的问题，我也要给大家提个醒。苹果皮中鞣酸含量最高，但到底要不要吃果皮，需要考虑安全问题。新鲜苹果表面天然有一层果蜡，但还有薄薄的果粉，并非光可鉴人的样子，这样的苹果果皮是可以食用的。

不过苹果收获后，为了提高商品价值并延缓苹果失去水分，常用打蜡机进行上光，并可能进行保鲜剂处理，当大家看到表面特别漂亮发亮的苹果，特别是反季苹果时，最好削皮后再吃。尤其是远渡重洋而来的外国苹果，它们必定要经过保鲜处理，而且国外水果打蜡非常普遍，所以不建议大家吃苹果皮。

苹果都是在秋天成熟的，一般新鲜的苹果当季销售，无须保鲜剂处理，这时的苹果是可以吃果皮的。很多人还会把苹果煮熟了再吃，最好这时也连皮一起吃。

他汀类降脂药不能和柚子同服

清香凉润的柚子有很高的药用价值，中医认为，柚子果肉性寒，味甘、酸，有止咳平喘、清热化痰、健脾消食、解酒除烦的保健作用。而现代医药学研究发现，柚子肉中含有非常丰富的维生素C以及类胰岛素等成分,所以有降血糖、降血脂、减肥、美容养颜等功效。可以说它不仅是一种美食,还是天然的保健食品。

对于高血脂患者来说,柚子其实是有减肥功效的。因为比起其他水果来,它属于柑橘类,维生素C的含量丰富,而且纤维含量也很多,容易产生饱腹感。它的热量也很低,可以和西瓜相媲美。

柚子发挥的卓越减肥功效还在于它含有丰富果酸,能有效刺激胃肠黏膜,影响营养物质的吸收,从而抑制食欲。它还含有特殊氨基酸,能够抑制胰岛素分泌,从而抑制血糖在肝脏中转化为脂肪。就算吃多了一点,它的热量也不会被迅速转化为脂肪,因此是高血糖患者的理想食品。

按理说,柚子有这么高的药用价值,对高血脂患者也应该有益才对,可是我建议正在服药的患者要慎吃,这是为什么呢?

大家应该注意到了,我说的是"正在服药"。是的,假如你正在吃降脂药,最好别吃柚子。高血脂患者服用的降血脂药,属于他汀类药物,主要是通过降低血液中胆固醇的浓度来降低心脑血管疾病发病风险的。但是如果血液中药物浓度过高,他汀类药物的毒副作用就会增强,这样不仅会破坏体内肌肉组织,还会导致肝脏和肾脏功能衰竭,进而出现各种不适。而柚子,恰恰就能够让血液中的药物浓度过高,毒副作用更强。

国外药理学家曾做过临床实验,目的是观察人在喝了柚子汁之后再服药,血中药物浓度和喝水相比有什么区别。结果发现,不同的人对柚子汁的反应不同。如果喝了柚子汁之后服药,那么血液中的药浓度比喝水后药浓度增加几倍到几百倍。大家想想,我们血液中的他汀类药物浓度增加了几百倍，那就等同于过量服药，而且是极大剂量的过量，这就使患者非常容易发生中毒，出现肌肉酸痛的症状，甚至导致肾脏疾病，后果是相当严重的。

而且，研究发现，在柑橘类的水果中，只有柚子含有可以提高血药浓度的活性成分，橘子、橙子都没有类似成分。所以除了柚子之外的柑橘类水果都还是可以放心食用的。

那么，我们在服用他汀类的降血脂药物时，是不是同时就应该拒绝吃柚子呢？药理学实验证明，我们喝了柚子汁后隔一段时间再服药，发现柚子汁对血药浓度的升高作用能够持续存在 24 小时。只有过了 3～7 天后，柚子汁的作用才渐渐消失。建议为了安全起见，服药前 3 天和服药后 6 小时都应该避免吃柚子。

在这里还想提醒大家的是，除了高血脂患者之外，高血压患者以及正在服用抗过敏药特非那定（又称敏迪）的人，在服药期间，吃了柚子或饮了柚子汁，轻则出现头昏、心悸、心律失常等，严重的可能猝死。所以，鉴于柚子中存在可以干扰许多药物正常代谢的活性成分，希望大家在服用药物期间，最好都不要吃柚子或者喝柚子汁，老人尤其要注意，不管你正在服用什么药物，都尽量先告别柚子。

靓汤可用海带配，降脂健康更美味

———— ＊ ————

在降脂食物中，海带也是可以占据一个重要位置的。

中医认为，海带性味咸寒、无毒，具有软坚散结、消痰平喘、通行利尿、降脂降压等功效。并且海带中含有大量的不饱和脂肪酸，能清除附着在人体血管壁上的过多的胆固醇，海带中的食物纤维褐藻酸，能调顺肠胃，促进胆固醇的排泄，控制胆固醇的吸收。海带还含有一种叫作海带多糖的有效成分，可以降低血清总胆固醇和甘油三酯的含量。而且海带多糖还具有抗凝血的作用，能阻止血管内血栓的形成。此外，海带中的钙含量也极为丰富，而钙可以降低人体对胆固醇的吸收，降低血压。

因此，假如大家血脂异常，担心可能会出现并发症，不妨试试多吃点海带。

海带风味独特，吃法很多，凉拌、荤炒、煨汤，无所不可。凉拌海带丝，清凉爽口，味美醇香；炒海带丝，加以萝卜丝、芹菜丝做辅料，色彩鲜艳，令人胃口大开。而且，海带与不同的食物搭配，还有更多的功效。这里我向大家推荐几种烹饪方法简单、味道鲜美、降脂效果也比较好的海带汤。

- **海带木耳肉汤**

大家有没有看到这个名字就觉得很有食欲呢？没错，它的味道的确不错，对于很多无肉不欢的高血脂患者来说，这是一道特别受欢迎的降脂食谱。具体做法是：取海带、黑木耳各15克，瘦猪肉60克，味精、精盐、淀粉适量。海带、木耳切丝，猪肉切成丝或薄片，用淀粉拌好，与海带丝、木耳丝同入锅，煮沸，加入味精和淀粉，搅拌均匀就可以了。大家不必担心里面的瘦肉，因为海带是一种碱性食品，在油腻过多的食物中掺点海带，可以减少脂肪在体内的积存。

- **海带绿豆汤**

原材料是海带、绿豆、红糖各150克。我们要先把海带浸泡、洗净、切块，把绿豆淘洗净，一起煮到豆烂，用红糖调服。每天2次，可以连续食用。起到清热养血，辅助治疗高血脂与高血压的作用。因为绿豆中含有一种球蛋白和多糖，能促进动物体内胆固醇在肝脏分解成胆酸，加速胆汁中胆盐分泌和降低小肠对胆固醇的吸收，起到降低胆固醇水平和保肝、抗过敏的作用。可以说海带与绿豆的搭配能把海带降脂功能发挥得更加淋漓尽致。

- **海带决明子汤**

它的材料是海带和决明子，取海带20克，决明子15克。把海带洗净切丝，决明子放纱布袋内扎口。然后把它们一同放入砂锅内加适量水，用文火煎汤，汤成时除去药袋就可以了。

它的功效是明目、降压、减肥。因为决明子性微寒，味甘、苦，能明目降压、降低胆固醇和血脂。拿决明子配利水、降脂、减肥的海带，对高血脂患者来说是相当有益的一道靓汤。

- **海带豆腐汤**

这种汤的做法很简单。大家只要把葱姜蒜爆香后放入海带，加适量清水煮开，然后把切好的豆腐放入汤中，继续煮 5 分钟，加入盐和少许香油出锅就可以了。

别看它的做法简单，效果可不容小觑。海带跟豆腐同食，在日本被认为是长生不老的妙药。大家已经知道了豆制品是有益降脂的，豆腐也是营养学界公认的健康食品。它除了有降低胆固醇的作用，其中的卵磷脂还可以在人体内形成胆碱，有防止动脉硬化的效果。把海带和豆腐二者配合，降血脂的效果会更好。

只是大家需要注意，海带虽好，但也不可以贪吃，还是要适量食用。而且海带味咸性寒，脾胃虚寒、肿胀、腹泻消化不良者需要慎食。还有，吃海带后不应该立即喝茶或者吃葡萄、山楂等酸味水果，以免影响身体对矿物质的吸收。

最后提醒大家，海带中含有一种矿物质砷，砷在体内聚集过多很可能会引起酸性中毒，因此食用海带前，请先用水漂洗，并最好在食用前让海带在水中浸泡 24 小时，注意勤换水，使砷的含量尽可能降低。

适当饮酒、正确喝茶也能助降脂
————— * —————

红酒既调脂又防癌,夏天最好冷藏后再喝

我国有着悠久的饮酒文化,在人与人的交往过程中往往离不开酒。所以让大家像戒烟一样戒酒是不大可能实现的,而且也没有特别必要。对健康人来说,适量饮酒的确有一定的益处。它能兴奋大脑,使心跳加快,血管扩张,促进血液循环,刺激食欲。但是对高血脂患者来说,酒精对他们身体的影响绝对是弊多利少。

首先,酒精含有高热能,1克酒精可以产生7千卡的热量,是导致肥胖的重要饮食因素。其次,饮酒可导致食欲下降,影响正常进食,以至于发生各种营养素缺乏。酒精的最大危害是损害肝脏,严重时还会造成酒精性肝硬化。此外,长期饮酒还可能使血脂水平升高,增加动脉硬化和心脑血管疾病发生的危险,增加患高血压、中风的概率。而且白酒中的有毒成分甲醇会直接损害你的末梢神经,导致各类神经系统疾患。所以大部分医生都会告诉脂肪肝患者必须禁酒,对高血脂患者来说会稍微放松一点要求,但饮酒也一定要慎重。

酒的品种很多,有果酒、啤酒、黄酒、白酒、红酒等,它们也不是都

不能喝，有的酒适量喝一些，对改善血脂异常还会有好处，比如红酒。

可能很多人都知道，每天适量饮用一些红酒是有益健康的，不过我们往往只知其然不知其所以然。为什么红酒会对高血脂患者有益呢？

这是因为葡萄酒是自然发酵而成的，保留了葡萄皮所含的花青素、白藜芦醇和红酒多酚，这些都是抗氧化力十足的植物活性成分，能修补血管破损，避免低密度脂蛋白胆固醇氧化进入血管内皮形成斑块，可有效地降低血栓生成的概率，能辅助治疗高血脂。

红酒的其他保健功效还有：保护心血管系统、活血补血、镇定安神、防癌抗癌、美容护肤、延缓衰老、提高免疫力等。

总之，适当喝点红酒对身体是有益的，既可以调节血脂，还能帮我们降低患上冠心病的危险。

喝红酒的时候还有一些注意事项，比如：红酒饮用前一天要直立，让木屑沉淀到瓶底。注意，红酒的瓶底向中间凸起，这设计不是为了好拿酒瓶，而是要让木屑沉淀到凹沟。

另外喝红酒不可以加冰，也不能像香槟那样放在冰桶里，最适当的饮用温度是10℃～18℃。夏天最好先放到冰箱的冷藏室，用餐前一至半小时取出，先开瓶，摆在一旁慢慢醒酒，同时让温度回升。这样才能既享受到红酒的保健效果，又能享受到它的口感和香味。

最后要提醒大家的是，即便是对健康有益的红酒，它终究也只是饮品而不是药物，也要每天"少量"饮用。即便是健康的人，如果长期大量饮酒，特别是酗酒，会使血脂升高，对健康极为不利。所以，不管你血脂是否异常，假如有酒瘾，都最好能够控制酒量，每天啤酒不过 7 两，红酒以 3 两为度，若是白酒则一两足矣，这对血脂可能还有一定的调节作用，也不致损害健康。不过劝告有高血压、肝、脑、肾等疾病的病人，以及长期服用阿司匹林的人，为了健康，还是不要沾酒比较好。

记住这些饮茶注意事项，发挥茶的最大减脂功效

在中国人的饮食中，茶占据了一个较为重要的地位，这种用神奇叶子泡制的饮品，不仅仅是一种饮料，更有着良好的降脂减肥功效。

《神农本草》中记载："神农尝百草，日遇七十毒，得茶而解之"。唐代《本草拾遗》中对茶的功效也有"久食令人瘦"的记载。可见在古代，人们就已经知道茶具有许多疗效，常把茶当作药饮。茶叶中含有最多的是茶色素，它能够降低血清胆固醇，对于动脉粥样硬化和血栓的形成还有预防作用，所以它具有降血脂等功效，血脂高的人可以多喝茶。

除了茶色素，茶中含有多种有效成分，这些成分中又尤其以茶多酚、维生素、氨基酸、咖啡因等最为重要。其中咖啡因可与磷酸、戊糖[1]等物质形成核苷酸，它对食物营养成分的代谢起着重要作用，尤其对脂肪具有很强的分解作用。加之咖啡因有兴奋中枢神经系统的功能，并且能提高胃酸及消化液的分泌量，增加人体肠胃对脂肪的吸收消化。而茶中的儿茶素

---

[1] 戊糖是由 5 个碳原子组成的单糖，又称木糖，最常见的戊糖有核糖、木糖和阿拉伯糖等。

类化合物可以促进人体脂肪分解，防止胆固醇及其他烯醇类和中性脂肪的积累。维生素C具有促进胆固醇排出的效果……大家也许看不懂这一大堆名词术语，那么大家只要记得，喝茶可以帮助降血脂是有科学依据的就可以了。

那么，到底应该喝哪些茶呢？不同种类的茶，效用也不一样。比如，红茶的主要效用是生热暖腹，增强人体的抗寒能力，还可助消化，去油腻。而绿茶生津止渴，消食化痰，对口腔溃疡和轻度胃溃疡有加速愈合的作用，还有助于降脂助消化。

一般来说，我会向患者推荐绿茶。绿茶是未经发酵的茶，所含各种营养素、维生素和微量元素等比经发酵加工的红茶多，在调节血脂代谢，防止动脉粥样硬化的作用方面也被认为优于红茶。此外，绿茶中所含的叶绿素也有降低血液中胆固醇的作用。茶水中的叶绿素一方面具有阻碍肠胃对胆固醇的消化吸收，另一方面可以破坏已进入肠、肝循环中的胆固醇，从而使体内胆固醇含量水平降低。另外，乌龙茶降脂的效果也相当好。

前不久，一位体形较为肥胖的患者兴奋地跟我讲了他的经历："几个月前我来看病的时候，您给了我很多饮食上的建议。我看了看，这其中喝茶是最容易做到的，为了把便秘治好，我就每天坚持喝茶。当然这期间也尽量遵照您的嘱咐注意饮食，多吃水果青菜多散步。一个星期后，便秘果然开始好转。喝半个多月茶后，加上饮食上比较清淡，我已经可以每天都大便了，非常开心。在感受到了喝茶的好处之后，我坚持了下来，这样一晃两三个月过去了，我体重直降了10斤，真是太高兴了！"后来我给他查了血脂，结果也相当令人满意。

不过，虽说高血脂患者喝茶是个好习惯，但还是要有很多注意事项的。我们都知道茶属于刺激性饮料，含有鞣酸和咖啡因，青少年不宜多喝。而且女性朋友一定要注意，每月生理期来临时、怀孕期、孕妇将要临产前、刚生产完之后想亲自哺乳的、正在哺乳的女性、正值更年期的女性喝茶一定要慎重。

而且不要饭前饮茶，这样容易让饮食无味，降低消化器官吸收蛋白质的功能，也不要饭后马上饮茶，这样会影响对蛋白质、铁质的吸收。还不要空腹饮茶，否则会伤身体，尤其对于不常饮茶的人来说，会抑制胃液分泌，妨碍消化，严重的还会引起心悸、头痛等"茶醉"现象。

晚上喝茶时要注意少放茶叶，不要将茶泡得过浓，否则有可能会影响睡眠。隔夜茶也尽量不要饮用。还有，夏季的时候温度较高，茶水放置不宜超过12小时，喝茶冲泡次数也不要过多，茶冲泡3～4次后基本无茶味了，而且茶所含的微量有害元素是最后泡出的。大家对泡茶工具也要注意，尽量不要用保温杯泡茶，否则有可能造成茶中营养流失。只有掌握了这些健康小常识，我们才能让茶水充分发挥它的降脂功效又不伤害身体。

杜仲茶、乌龙茶混着喝，优化组合效果更佳

大家应该都听说过，乌龙茶具有溶解脂肪的减肥效果，因为茶中的主要成分——单宁酸，与脂肪的代谢有密切的关系，它可以降低血液中的胆

固醇含量。乌龙茶同红茶及绿茶相比，除了能够刺激胰脏脂肪分解酵素的活性，减少糖类和脂肪类食物被吸收以外，还能够加速身体产生热量，促进脂肪燃烧，减少腹部脂肪堆积。所以经常喝乌龙茶的人，身体质量指数和脂肪含有率都比不喝的人低。而且女人喝乌龙茶后减肥效果比男人显著，适用于想要减肥的女性。

对于高血脂患者，喝点乌龙茶，可以降低血黏度，防止红细胞集聚，改善血液高凝状态，增加血液流动性，改善微循环。这对于防止血管病变、血管内血栓形成以及中医里的瘀血症，都有非常积极的治疗意义。可以说乌龙茶针对高血脂和高血压患者都有相当好的疗效，合并有高血压、冠心病等病症的高血脂患者，可以考虑多喝点乌龙茶。

至于杜仲，有些人可能听说过，但不了解。它是一味常用的中药，用植物杜仲的叶为原料制成，被当作中药已经有不下两千年的历史了。采摘杜仲的嫩叶和细嫩头芽，按传统的茶叶加工方法制成的杜仲茶，品味微苦而回甜上口，对高血脂患者有很好的疗效。

随着国外对中国中医药的兴趣越来越大，他们对很多中药都用现代医学方法进行了研究，杜仲也在这个被研究的行列中。而现代医学研究的结果显示：杜仲的游离氨基酸极少，含有少量蛋白质，是和绝大多数食品类似的完全蛋白，能够水解检出人体必需的8种氨基酸。它还含有15种矿物元素，其中包括锌、铜、铁等微量元素，以及钙、磷、钾、镁等宏量元素，具有补肝肾、强筋骨、清除体内垃圾、加强人体细胞物质代谢、防止肌肉骨骼老化、平衡人体血压、分解体内胆固醇、降低体内脂肪、恢复血管弹性等很多效用。而且，对增强人体免疫力也有显著功效，所以保健价值是非常高的。

乌龙茶和杜仲茶本身都可以帮助我们降脂，这两种茶叶的有效结合，更是能给降血脂带来良好的效果，而且两者饮用方法简单，不会像用药一样痛苦，只是改变一下喝茶的种类而已，轻松喝茶，解渴又降脂，何乐而不为呢？

它的做法也很简单：只须把杜仲叶5克、优质乌龙茶5克用开水冲泡，加盖5分钟后饮用，每天一次就可以了。

有些人可能不大习惯杜仲的味道，但坚持喝下去，等到过一段时间习惯了，反而会有期盼的感觉。而且由于杜仲茶能有效清除体内垃圾，分解胆固醇和中性脂肪，可能一开始饮用时，个别敏感型体质的人会出现轻微便稀现象。大家对此不必担心，等到清除体内部分垃圾以及适应后，就会正常了。

不过在这里需要提醒大家的是，初饮乌龙茶的人一定要注意，乌龙茶所含的茶多酚及咖啡因比其他茶多，所以一定要避免空腹喝、饭前饭后喝，并且不要喝冷茶。

自己动手设计降脂方案

简单来说，高血脂患者的饮食总原则是这样的：

第一，要少吃或不吃动物内脏、蛋黄等胆固醇含量极高的食物，控制饮食中胆固醇的摄入，即使吃，每天也要少于 300 毫克。

第二，要少吃肥肉和荤油，减少饱和脂肪酸的摄入。

第三，要多吃蔬菜水果和菌藻类食物，比如魔芋、木耳、海带、裙带菜、洋葱、南瓜、地瓜等，这些食物含有丰富的膳食纤维，有助于胆固醇的排泄。

第四，选择橄榄油、茶油、玉米油和菜籽油等含单不饱和脂肪酸比较高的食用油，在日常饮食中与豆油、花生油等植物油搭配食用。

第五，在烹饪方法上，要避免油炸，由于油炸食品为了加强口感，一般都会在食物外层加上面包糠、酱粉等包裹层，这些包裹层会大量吸收油分，吃后变相使自己吸收了更多的饱和脂肪酸。

总结起来就是：要少吃肉类食品、精制食品、油炸食品和糕点，多吃高纤维的食物，如燕麦蔬果等；荤素搭配烹煮，改变以肉食为主的饮食习惯；最容易出现食用高脂肪食物的下午茶时间，可以选择燕麦片来代替蛋糕、奶茶、饼干等；避免超过晚上 8 点才用晚餐，让晚餐与睡眠时间隔得远一点，并避免晚餐过于丰盛，给肠胃更多时间消化；多吃富含植物胆固醇的食品，如豆制品、杏仁、谷类等。

基于这些原则，我们就可以根据喜好给自己搭配出健康合理的一天食谱了。比如，我曾经给一位患者搭配了这样一套配餐：

早餐

牛奶250毫升＋速食燕麦片30克冲成糊

烤全麦馒头2片，加碎核桃仁1勺

水果1份（如大樱桃1小碗，或苹果1个）

午餐

豌豆木耳豆腐干炒肉丁（瘦肉50克，香豆腐干30克，鲜豌豆70克，水发木耳50克，植物油8克）

焯拌菠菜150克，用芝麻酱10克调味

红薯大米饭（米50克，红薯100克切丁）

饮料：豆浆1大杯300克（含大豆15克）

晚餐

八宝粥1碗（红豆、绿豆、糙米、糯米、大麦、花生、山药干、莲子等共40克，加2～3颗枣）

清炒绿菜花（绿菜花150克，植物油10克）

蒸蛋羹（半个鸡蛋的量）

金针菇胡萝卜丝拌海带丝（菜加起来100克，加3克香油）

当然，我并不是要求大家都这样吃，你可以根据自己的实际情况来进行选择，配制出自己更喜欢的餐饮方案。我之所以会这样搭配，大家可以看出来，总的原则是在减少能量的前提下实现了高饱腹感和各类营养素的充足供应，要含有丰富的膳食纤维。而且，我选择了尽可能多的食物类别，多样化的食材会让我们营养更均衡，避免血脂降下来了，免疫力也降低了的情况出现。

此外，假如大家身体不是特别虚弱的话，我建议大家至少每个月找出一个周末，给自己清清肠。

对于上班族来说，工作日忙忙碌碌，吃饭简直是一件可以捎带的事情，特别草率，而且很多时候要吃工作餐，在外面吃饭自己也无法控制摄入的油盐和糖分的量。于是，有的吃得上火，有的吃得积食，还有的吃偏了营养。到了周六周日，时间终于可以慢下来了，于是很多人的选择是大吃大喝，好好犒劳自己。结果呢，大家过周末，肠胃反倒更累。对于高血脂患者来说，这是非常不可取的。为了我们的身体健康，建议大家偶尔牺牲一下口腹之欲，选择清淡、低热量的食谱来降低肠胃负担。

当然，这并不是要求大家不吃东西，而是改变一下平时的饮食习惯。选择只吃蔬菜以及没有油脂的食物，比如选择小白菜、茼蒿、菠菜等绿叶菜，它们可以尽情地多吃一些，这些菜热量低有营养，对疏通肠道有着非常好的作用。而且这些蔬菜所含的叶绿素、维生素、纤维素及微量元素都对健康有着不可低估的作用。对于那些身体有着长久油腻积累的人，吃两天绿叶菜就可以达到很好的降脂、消积的作用。至于这些蔬菜该怎么吃，肯定不能选择炒肉，也不能选择爆炒，注意要"无油"。

而且我建议大家生吃一些蔬菜，适合生吃的蔬菜有很多，生吃的方法也很多。假如嫌生吃难以下咽，可以把它们与水果搭配做成果蔬沙拉。但一定要注意选择不含高热量配料的沙拉酱，比如用芝麻酱代替含有很多芝士的沙拉酱等。

还有一些人不吃主食就会特别难以接受，这时可以考虑不加糖的麦片，以及面条、菜团子等，这些加上蒜汁、辣椒等调味，可以说既健康又美味。

总而言之，为了我们的身体健康，大家可以开动脑筋，在遵循原则的基础上进行变通，让自己的日常饮食既营养全面又有所侧重，健康安全地把血脂降下来。

第四章
hyperlipidemia

治疗高血脂
日常生活中这样辅助降脂

很多利用药物降脂的患者容易过于依赖药物，总觉得有降脂药的保驾护航，血脂就不会出大问题，这其实是错误的观念。高血脂患者降脂关键还是要注重日常生活中的细节，例如合理饮食、不要久坐、控制睡眠、加强运动等，喜欢音乐的患者还可以平时多听听节奏舒缓的乐曲，它能帮助调整血液循环，放松身心，促进降脂。

降脂两大基本原则：管住嘴，迈开腿
———— ＊ ————

高血脂作为一种生活方式病，日常生活中我们对高血脂的辅助治疗和保健，总结起来，其实主要就是这两点——管住嘴和迈开腿。

去年秋季，我接诊过一名患者，体检报告单上显示总胆固醇是7mmol/L，低密度脂蛋白胆固醇是5mmol/L。而这张报告单是患者参加招工体检时出具的，她根本无法接受自己年纪轻轻血脂就高的事实。一般高血脂的发病高峰期是30～40岁的人群，不过现在20多岁就患上高血脂的事情也非常多见。不得不承认，在生活节奏快、工作压力大、饮食不规律、缺乏运动等因素下，高血脂已经恋上了年轻人。很多人在单位体检或看其他疾病的过程中发现了血脂异常。

往往年纪不大得上这种病，等到中年过后，就非常容易出现各种并发症。所以，年轻人确定患了高血脂的话，不管你有多馋多爱美食，也要学会管住自己的嘴巴了。

管住嘴巴，第一点要注意的是不用动物油，动物油的胆固醇含量高。相对来说，调和油、橄榄油等胆固醇含量较低，并且含有丰富的不饱和脂肪酸，能够较好地软化血管，降低血液的黏稠度，对高血脂患者有好处。

其次，要不吃或少吃胆固醇含量高的食物，比如动物内脏、鱿鱼、蟹黄、蛋黄等，并要多吃水果、蔬菜。从中医的角度来讲，果蔬的热量一般不高，其性味平和，不会产生湿热。现代人吃得好又吃得多，一般多损伤脾胃功能，容易生湿热，导致血脂升高。所以，多吃果蔬、粗粮、杂粮等，能在一定程度上避免血脂升高。

除此之外，我们还要控制主食的摄入。我们每天的进食量大体为每公斤体重25千卡。体形比较胖的人，主食应该控制在每天250～300克，早、中、晚的主食比例分别为1/5、2/5、2/5。如果感觉饥饿怎么办？可以适当吃一些蔬果来赶走饥饿感，不过也要注意蔬果也不能摄入过量，我们要保证每天摄入的总热量不能过多。

除了管住嘴，高血脂病人还要迈开腿，这一点年轻人尤其要注意。现在的年轻人，有车一族越来越多，忙碌工作之外的时间显得非常宝贵，出门不是开车就是公交地铁，走路越来越少，运动越来越缺乏。不过你是高血脂患者的话，一定要知道，运动对于单纯的低密度脂蛋白胆固醇降低尤其有效，绝对值得你尝试。

总而言之，对于很多原发性高血脂患者来说，正是由于进食多、摄入多、消耗少、排出少这种不良生活方式才导致高血脂的。知道了原因，如何改善就显得容易多了，我们还是要从改变生活方式，合理膳食，适度增加体力劳动，减轻体重做起，并且要双管齐下，不仅管住自己的嘴，减少饱和脂肪酸和胆固醇的摄入量，同时多运动，多锻炼，才能让高血脂离你越来越远。

久坐最不利健康，要降脂就"站起来"
———— * ————

就年轻人而言，对高血脂影响最大又最可控制的危险因素就是"久坐"。每天坐在狭小的办公桌区域时间接近7个小时，而且几乎很少走动，相信这是很多白领的生活方式。

大家明知道这样做肯定是对健康不利的，可还是日复一日重复这种生活方式，其结果就是，高血脂不知不觉来临了，并且一天天地加重。

为什么久坐会造成高血脂呢？我们已经知道了，高血脂是血液成分中脂质物质水平的超量，包括胆固醇和甘油三酯。一般患高血脂的人血管中血液往往比较黏稠，必须不断搅动，它才不会凝固，而久坐不动将使这种搅拌减少，长时间无法活动双脚就会导致脚部静脉出现血块，从而阻塞血管。这样下去会形成相当大的血栓，并通过血管流入肺部内，阻止氧气输入。大块的血凝块最快可在4分钟内置人于死地，所以它的潜在危害绝对是不容忽视的。

现在的年轻人大多数都是在工作中长时间坐着的，不仅不利于血液流动，还得注意身体中是否有内脏脂肪的大量堆积，因为内脏脂肪都是坐出来的。所以一天大部分时间都坐着的人，肥胖、心脏病发作或死亡的风险更高。

我之前曾经看过一篇报道，澳大利亚研究人员针对8800名成人的生活形态进行了长达7年的研究调查，研究期间有87人死于心脑血管疾病，125人死于癌症，排除抽烟和高血压等其他因素，发现每天看电视超过4小时的人，罹患心脑血管疾病的概率，比每天看电视不到两小时的人高八成。

其实重点倒不是看电视，而是因为长时间久坐下来缺乏活动，胆固醇和血糖指数容易飙高，电脑族也会有同样的问题。现在的上班族中电脑族的比率增加，年轻人长期久坐带来的健康隐患恐怕他们自己都不知道，非得等到需要看医生的时候，才逼着自己改掉影响健康的这些恶习。

既然久坐的人患高血脂的可能性和比率较运动频繁的体力劳动者更大，那么该如何避免呢？答案很简单，就是要避免久坐，多动动筋骨，这才是维持健康的长久之道。

作为高血脂患者，我们一定要知道，工作必须松弛有度，不可以拼了命一样地工作，不管工作再忙，也要在工作一段时间之后有至少5分钟的休息，可以在休息期间进行自我按摩，一段时间之后会使自己的血管扩张，血流畅通，不仅能缓解疲劳，还能防止血脂浓度因为疲劳过度而急剧升高。

另外，用完餐之后，也不要马上坐下来，尽量外出散散步，既有利于营养物质的消化吸收，还能对心血管的保养起到积极的作用，有益于身体健康。

所以对于高血脂患者，如果是上班族需要久坐，大家不但要注意保持正确的坐姿，而且一次久坐最好不要连续超过一个小时，工作中每2个小时尽量能够做上10分钟的工作操。没有这些条件的话，至少也要伸伸腰，或者自由走动走动，以舒展四肢，缓解疲劳。

如果是已经退休的老人，为了自己的身体健康，尽量也不要久坐下棋、玩麻将，更不要整天坐在家里闭门不出看电视，多走一走，动一动，才是爱惜自己的做法。

睡得香，起得缓，两者做到保健康

睡眠的重要性是不言而喻的，它是人类在长期进化过程中为了缓解疲劳选择的最佳方式，对许多疾病都有巨大影响。在睡眠过程中，人体的各种器官都会慢慢地自我恢复到最好的状态。不过对于心脑血管病人来说，夜晚睡眠期间由于血液循环较慢，容易出现血流不畅、血栓等病症，是心脏病发作的高峰时间段。

高血脂患者尤其要注意，睡眠质量差可能引发血脂异常，血脂异常又是冠心病等心脑血管疾病的高危因素。所以，睡眠并非是"百无禁忌"的，对于血脂高的患者来说到底该怎么睡，也是很有讲究的。

第一，控制睡眠时间。临床上早就证明，睡眠不足可间接造成脂肪代谢异常和肥胖。尤其是长期熬夜及失眠者，极易造成机体代谢紊乱、血脂异常，对心血管造成伤害，引发冠心病。这也并不是说睡得越多越好。较长（＞9小时）和较短（＜6小时）都会使冠心病危险增加，7～8个小时的睡眠时间最好，它可以让冠心病、糖尿病、高血压、高胆固醇等症状的危险性有所降低。

第二，枕头不能太高。很多人喜欢睡高枕头，还振振有词说是"高枕无忧"，但是假如你是高血脂患者，高枕反而会给你带来忧患。一般血脂过高时，血液会变得黏稠，血液流动度比正常人慢，睡眠时就更慢了。此时如果再睡高枕头，血液流向头部的速度就会减慢，血流量也会减少，大脑可能发生缺氧，不仅睡醒后很容易产生困倦、疲劳的感觉，严重时还可能诱发缺血性脑卒中。

第三，睡前少吃东西。吃完东西后，胃肠就会工作，它们的蠕动增强，大量的血液流向胃肠部，那么流向头部、心脏的血液就会相对减少。如果食物没有充分消化就睡觉，高血脂患者很容易发生心脑血管供血不足，增加诱发脑卒中、冠心病的风险。所以建议血脂高的人睡前2小时最好不要吃东西，尽量减轻身体各器官的负担。

第四，不宜盖太厚的棉被。即便天气很冷，睡觉的时候也尽量不要用又厚又重的大棉被盖在身上，一方面这样很容易让人觉得呼吸不通畅，影响各器官的供氧；另一方面可能使全身血液循环受阻，血流变慢，导致大脑供血障碍和缺氧，严重时可能引起颅内压增高，甚至诱发脑卒中。

第五，睡前慎服安眠药。有些高血脂患者希望自己拥有良好的睡眠质量，于是借助安眠药。高血脂患者可能有所不知，这些药物都能在不同程度上减慢睡眠时的血液流动速度，并使血液的黏稠度相对增加，加上夜间人们的血压本身要比白天低，再加上药物的作用，导致血压更低、血液流动速度更慢，诱发心脑血管疾病的发生。

第六，睡前不要酗酒抽烟。酗酒后，血浆及尿液中的儿茶酚胺含量迅速增加，儿茶酚胺是升高血压的元凶，加之高血脂病人容易合并动脉粥样硬化和高血压两种疾病，从而致使脑中风和猝死。烟草中的有害成分也可以让血管痉挛收缩、血压升高，使血小板聚集形成栓塞，从而导致冠心病、心绞痛甚至心肌梗死的发生。所以，为了不出现严重的并发症，我们还是要多注意一下自己的生活和睡眠习惯。

第七，夜间起床一定要小心。临床上我们发现了一种现象，许多病人在白天的时候，没有什么异常，也没有什么明显的病症，可是突然间在夜间就去世了。我们通过调查还发现，在夜间去世的病人占四成左右，这是为什么呢？

问题就出在高血脂患者夜间起床起得比较急。要知道，对于正常人来说，突然间的起立也会造成大脑缺血供应，出现眩晕等现象。而高血脂病人，突然的坐立会造成体位性低血压，使大脑缺血、头晕，甚至出现脑血栓。有些人由于心脏突然间缺血，还会发生心绞痛、心肌梗死等，如果这个时候患者没有被家属发现，很容易在短时间内造成意外，甚至死亡。

其实，要避免这种情况你只需要记住：夜间醒来，先在床上躺1分钟，不要马上坐立，须慢慢坐起来，待1分钟。下床的时候，先让自己的双腿自然下垂1分钟，经过这样一个缓冲的过程，就不会发生上述现象了。

孩子减脂不用药,家长引导是关键

现在,很多小孩子都爱睡懒觉,不喜欢出去到户外运动,加上营养过剩,因此特别容易发胖。而父母在看到子女胖乎乎的样子时都很高兴,觉得胖乎乎就等于壮实,等于健康。其实,他们不知道,这恰恰会引起血脂增高,并增加动脉粥样硬化的发生概率。肥胖、缺乏运动,对于儿童的健康成长其实是极为不利的。

希望家长要鼓励儿童和青少年多做户外活动,积极参加体育锻炼。研究表明,运动对降低血脂,预防高血压和改善动脉粥样硬化都十分有效。国内外有关研究均提示,长时间在电视或电脑旁静坐,是形成儿童高胆固醇血症的主要危险因素之一。

我曾接诊过一名从皮肤科转诊过来的患者,这名患者年仅16岁。患者胸前、胸后长满了半个绿豆大小的橙色小丘疹,皮肤科的医生通过检查发现这些丘疹都是黄色瘤。由于患者身体比较肥胖,医生建议他进行一次常规的血糖、血脂检查。检查结果令皮肤科的医生大吃一惊,他的血糖21.8mmol/L、总胆固醇13.3mmol/L、高密度脂蛋白9.7mmol/L、甘油三酯25.7mmol/L,每项指标都高出正常值的数倍以上,所以医生建议他转诊到我的科室。我在了解了他的日常生活习惯之后,只是在饮食和运动方面给了他一些建议，并没有给予药物治疗。这位小患者的父母很是疑惑，但最终还是照着我的办法去做了。经过一段时间的运动锻炼之后，复查结果很令他的父母满意，各项指标均有明显的降低，可见运动的效果是相当明显的。

可能很多读者看到这里会提出一个疑问：为什么高血脂成人经常需要用到药物，比如说用降脂药进行高血脂治疗，而儿童却不用药治疗呢？

因为用药这种方法对于儿童来说是不适合的，降脂药多是针对成年人的生理状态设计研发的，而儿童的各器官功能发育尚不成熟。另一方面，儿童血脂高多是由于生活、饮食习惯造成的，为了避免降脂药的副作用，儿童治疗血脂高还是应当从饮食、运动等方面加以改善。

对于那些自己爱宅在家的肥胖孩子来说，家长要努力让他们动起来，给予他们积极的引导，除了爬楼梯、散步外，刷碗、洗衣服等力所能及的家务活也要让孩子积极去做，不要因为对子女的溺爱，什么也不让做。当然，有时间的话，可以每天进行适量的慢跑、游泳、篮球、打乒乓球等户外有氧运动，这对于肥胖造成的高血脂治疗有更好的效果。

并且儿童的身体不同于成人，都有自己的特定特征，要根据儿童这个阶段特殊的生理特征，有针对性地进行合理安排，这样才能在不妨害到儿童健康发育的前提下，使其远离高血脂的侵害。不过在运动的时候，我对儿童高血脂患者提出以下建议：

·给儿童高血脂患者的运动建议·

运动项目： 适宜以移动身体为主的运动项目，如散步、长跑、游泳、踢球、接力跑、骑自行车和娱乐性比赛。如果有条件，也可在室内的跑步器上锻炼。

运动强度： 肥胖儿童由于自身的体重大、心肺功能差，运动强度不宜过大。以心率为标准，运动时应达到个人最高心率的60%～70%，开始运动时心率可稍低些，如100～110次/分；以耗氧量为指标，一般应取个人最大耗氧量的50%～60%作为有氧运动强度。

运动频率： 肥胖的孩子通过运动来减肥，一是要减掉现在体内的脂肪；二是要培养其长期坚持运动的良好习惯，以致成年后达到理想的体重。适当的运动频率可使肥胖儿不至于因对运动产生厌恶或害怕的心理而中止运动，一般以每周锻炼3～4次为宜。

运动时间： 根据肥胖儿的肥胖程度，预期减肥要求，以及运动强度和频率，来安排运动的时间，从数月至数年不等。每次运动的时间不应少于30分钟。运动前应有10～15分钟的准备活动，运动后应有5～10分钟的整理活动。此外，选择运动时机也很重要，由于机体的生物规律周期性变化，参加同样的运动，下午与晚间比上午多消耗20%的能量，一般晚餐前2小时进行运动锻炼比其他时间更能有效地减少脂肪。

所以，对于儿童来说，预防肥胖引起的高血脂，最有效最有意义的方法就是合适的运动。

每天让孩子坚持适当的运动量，家长多陪同子女积极参加各种室外活动，提高孩子的运动积极性和运动程度，可以让孩子远离肥胖，远离高血脂！

青年人多健身，降脂减肥魅力增

———— ✽ ————

流行病学研究表明，人体若长期缺乏一定量的运动，又不注意饮食营养，将会使组织器官功能下降30%，极易诱发肥胖、糖尿病、高血脂和脂肪肝等疾病。在肥胖病的形成原因中，活动少比摄食过多影响更大，而适当运动就是消耗热量、降脂减肥的最好方法。事实证明，运动治疗对肥胖、糖尿病、高血脂等所致的营养过剩性脂肪肝的消退尤为重要。

相信大家现在一定明白了，相对于服药来说，运动是更加安全健康的降脂方式。合理的运动可以消耗热量、降脂减肥，也是现代人提倡的一种保养方法。

适当强度和运动量的持久锻炼，可以减轻高血脂，改善血脂构成，纠正人体生理、代谢失调，使脂质代谢朝着有利于健康的方向发展，同时，运动还能够促进机体的代谢，提高脂蛋白脂酶的活性，加速脂质的运转、分解和排泄，从而通过另一种途径降低患高血脂的风险系数。所以，对于患有高血脂的年轻人，我会强烈建议他们多运动。

相对于儿童和中老年高血脂患者来说，青年高血脂者由于存在体力好、对疲劳的耐受性强等诸多优势，可适当加大运动强度和运动量，以此来让自己更健康，远离高血脂。对于青年人，我会对他们的运动给出如下建议：

> **·给青年高血脂患者的运动建议·**
>
> **运动项目**：长跑、步行、游泳、划船、爬山等，也可练习有氧体操，如健美操、迪斯科，以及球类运动等。
>
> **运动强度**：一般运动强度可达本人最大吸氧量的60%～70%或最高心率的70%～80%。
>
> **运动频率**：由于青年肥胖者多有减肥的主观愿望，自觉性较强，为提高减肥效果，运动频率可适当增大，一般每周锻炼5～6次为宜。
>
> **运动时间**：每次运动时间不少于1小时，持续时间可视减肥要求而定。晚饭前2小时运动最佳。

我有一位患者，身高173厘米，体重85公斤，在一家广告公司做文案。每天坐的时间长达10～12小时，基本上不运动，也不控制膳食。去年在体检中发现，甘油三酯、胆固醇超过正常值，并有中度脂肪肝，体脂占体重30%。平板跑台试验中测得的最大吸氧量为35毫升/公斤体重/分、最大心率175次/分。经过诊断，我给出了这样的诊断报告：轻度肥胖、体脂超标、Ⅱb或Ⅳ型高血脂、脂肪肝、最大吸氧量和心功能在正常范围内的低水平，有患冠心病的高危因素。

他在看到诊断报告之后很恐慌,我告诉他不必如此恐惧。根据他的要求和自身实际情况,我给他提供了一份健康促进计划。目标是减体重、降体脂和血脂、增强心肺功能,提高最大吸氧量,并给他提供了以下阶段性治疗建议。

3个月的准备阶段:以低强度运动为主。运动中心率达到最大心率175次/分×65%=114次/分,以微微发热、运动中能连续说话,不感觉疲劳为度。如:30分钟步行2公里、骑自行车30分钟(10公里/小时)、游泳(缓慢游泳、水中行走)等,每周3～4次,每次所消耗的热量大约在300～400千卡,再加上工作间广播体操两套,大约消耗100千卡。这一周的运动消耗量就增加了1600～2000千卡。每天摄入猪羊肉类的量减50～100克,炒菜植物油减10～20克,这样就少摄入200千卡,每周降低脂肪摄入热量约1400千卡。和运动的消耗量相加,则每周减少热量2100～4000千卡,这就意味着大约每周可以减少体脂200克左右(消耗7000千卡热量可减1公斤体重)。3个月减1～2公斤体脂。

6个月的适应阶段:运动强度增加,运动中心率达到175次/分×75%=131次/分,并在运动中时常冲击脉搏175次/分×85%=149次/分的强度。走路的速度增加,时间延长到40分钟。每周到健身俱乐部2～3次进行力量练习1小时。热能消耗量增加到3000千卡/周。摄入热量继续减少并且改变膳食结构。如:禽蛋类一周不超过3个,并且柴鸡蛋少吃,不吃内脏、奶油,喝低脂奶。所有膳食中无糖、少用甜饮料和甜食。优质蛋白摄入以鱼、牛肉为主,每天100～150克。这阶段可以再减4公斤。

一年以后，他如约再次体检，体重76.5公斤、体脂25%，甘油三酯降至正常，胆固醇降低，但未完全正常，最大吸氧量增至43毫升/公斤体重/分。

尽管结果显示还没有完全恢复到健康的程度，但是这一年来他已养成好的运动和饮食习惯，为其终身健康生活方式带来好的开端。我也相信，只要他能够坚持下去，未来的他一定不会再受到高血脂的困扰。

青年人不像老年人，运动量一般比较大，体质较强，但是有必要向大家强调一下运动时间的问题。

美国的医学工作者曾经做过这样一项实验：将以静息为主、体重超标的研究对象随机分为4组，前三组分别参与运动强度与里程计数不同的快走运动，最小运动量相当于每周7天，每天快走半小时的运动量，第4组不运动。8个月后发现，参与者不论运动强度如何，均以完成的里程计数最多者高密度脂蛋白胆固醇最高、低密度脂蛋白胆固醇最低，不运动者的检查结果比原先估计的还要差。而且，低强度、长时间的运动对于心脑血管的这种保健作用，甚至在总胆固醇、体重都不降低的情况下也能体现出来。

从上面的实验发现中我们可以得出结论：运动改变的主要是各类胆固醇的比率，而且主要是通过运动时间，而非运动强度来实现的。所以，大家不要因为自己不能进行高强度的运动迅速燃烧卡路里而遗憾了，只要你的运动时间合适，就可以收到良好的降脂效果。

中年人一日万步行，"三高"不会找上门

在所有的运动中，步行可能是最为简单易行的，它不受环境、时间限制，上班的那段路程，大家可以尽量选择步行，这样既环保又健康，何乐而不为呢？

不过，大家也不要奢望你从家走到小区门口那两三分钟，就能降脂了。考虑到人的呼吸、循环器官的适应性和对糖、脂质代谢的影响，有氧运动时间最短应持续15～20分钟，最长应限制在1小时以内，以免造成关节和肌肉损伤。建议你要至少走半个小时，这样，降脂才可能见到成效。

21世纪健身运动的新目标是"一日一万步"，步行万步，其实等于你行走了近7000米的距离，大约耗热量为837～1256千焦，看过下面的算式，你就可以看出这万步热量究竟有多少了：40步=4.1868千焦=1卡路里，1万步=1046千焦=250卡路里。

大家可以看到，按上述所消耗的热量看来，走路的效果是相当可观的。按脂肪的热量计算：1克=9卡路里，即38千焦，1万步可消耗脂肪28克的同等热量。

一日万步行，既可以在一天之内找专门的时间进行，也可以选用上下班以步代车，也可以与公园散步、逛商场、购物等活动相结合，不失为一

项既可健身又能娱乐的有氧运动。有人统计，坚持日行万步，一年下来可减轻体重 8 公斤，这真是一个不小的数字。当你想要健身或是减肥时，都可以通过日行万步的坚持来实现！

当然，和我熟识的很多人都想通过步行锻炼达到减肥、降脂、降血压和提高心肺功能的目的，但却往往不能如愿，总是会和我抱怨说，自己每天也坚持步行，可是实际却没有达到预期的效果，很是沮丧。我认为其主要原因是没有达到中等运动强度，这其中包含没有达到中等运动强度的量，也没有达到中等运动强度的运动时间。

健身走是一种有氧运动，它是心血管健康的保证，是在肌肉不存在供氧缺乏的情况下，进行的长时间身体活动，这种活动可以提高氧的利用率，降低安静心率，降低血压和改变血液成分，还可发展侧肢循环和增大冠状动脉面积，防止冠心病发生。但作为有氧运动的健身走，必须要有一定运动强度、运动时间和运动速度。

为了确定锻炼者是否达到锻炼水平，我们应该在健身走数分钟后测一下脉搏数，算出每分钟心跳次数。如果一位健康中老年人，锻炼后每分钟心跳不超过 90 次，就说明没有能够达到锻炼水平，应该适当增加运动量。一般来说，我们健身走后心跳数在下列范围内比较适当：

30～40 岁：140 次／分；

40～50 岁：120～130 次／分。

很多现代人基本上是从来不运动的，所以即便是走路这种比较舒缓的运动，运动量也应该渐渐增加，以步行为例，可从 5000 步／天，渐增至

7000～10000步/天，进而快步行走，阶段性地增加运动量。

并且，我们还要做到有恒、有序和有度，每次锻炼时必须完成规定的运动指标。亦可遵循"3、5、7"原则，即每日快步行走30分钟，每周5次，每次步行后脉搏及年龄之和为170左右。运动锻炼时间最好选择在下午或晚上，特别是饭后45分钟，此时热量消耗最大，减肥效果最好。

通过适度强度和时间的健身走，中年的你也许就不再需要担心高血脂的困扰，让自己有一个健康的体魄去愉悦地工作，享受美好的生活了。

老年人降脂要"轻运动",平稳控制摆第一

※

轻运动也有大功效

老年人随着年龄增大,其各器官机能相对衰退,肥胖者更是如此,特别是有些中老年肥胖者往往伴有不同的合并症,所以对于中老年高血脂患者来说,制定一套合理的运动处方就更要注意其安全性。

最适合老年人的运动就是所谓的"轻运动",又称为"无汗运动""适度运动""适度锻炼"或"轻体育",练瑜伽、扭秧歌、跳交谊舞、老年广场舞等都是不错的轻运动。老年人在轻运动时,我也对他们提出以下建议:

> **·给老年高血脂患者的运动建议·**
>
> **运动项目**:长距离步行或远足、慢跑、骑自行车、游泳、爬山等,并辅以太极拳、乒乓球、羽毛球、网球、迪斯科健身操等。
>
> **运动强度**:运动时心率为本人最高心率的60%～70%,约相当于50%～60%的最大摄氧量。一般40岁人的心率控制在140次/分,50岁的控制在130次/分,60岁以上的老人控制在

> 120次/分以内为宜。
>
> **运动频率**：老年人由于机体代谢水平降低，疲劳后恢复的时间延长，运动频率可视情况增减，一般每周3～4次为宜。
>
> **运动时间**：每次运动时间控制在30～40分钟，下午运动最好。为了增强体质，提高健康水平，老年人最好养成长年进行运动锻炼的良好习惯。

老年人运动的强度及时间最好可以依个人的体能慢慢地增加，做到"有点累但又不至于太累"的程度，不可做到"喘得说不出话来"的地步，每周维持至少3～5次，每次20～30分钟。

有一天，我的诊室来了一位年近六十的老者，经过化验，是患上了高血脂，但是他不想吃药，加上他自身体质较弱，有很多的忌讳和过敏病症，问我有没有什么办法可以不打针、不吃药，还能控制住自己的高血脂。我说当然有，那就是"轻运动"。于是我给他制订了一个合理的运动计划，让他每天绕着公园走上三圈，可以没事跳跳交谊舞之类的。结果，经过一个月的锻炼，这位老者的再次复查化验结果显示，血脂浓度有显著的下降，尽管没有达到标准水平，但至少有很大的改善，继续坚持下去，相信结果会更好的。

凡事都有两面性，运动也不例外，运动上出了问题也会带来很多负面影响，患高血脂的老年人在进行运动的时候需要注意以下事项。

- 健康体检

在决定开始体育锻炼前最好先到医院进行一次较全面的体检,征询医生的意见,以防身体内存的隐患在运动中爆发。

- 不能逞强

老年人肌肉、骨骼都面临着老化,宜选择全身性体育活动,包括各个关节和肌群的运动,避免某一肢体器官负荷过重,造成肌肉拉伤与骨骼损伤。并且运动时呼吸要自然,均匀,避免屏气,避免身体突然前倾、后仰或急速旋转动作,以防发生意外。

- 循序渐进

运动量要由小到大,节奏由慢到快,时间由短到长,以运动后休息15分钟心率恢复正常为宜。如果运动时头晕、心悸,运动后食欲减退,睡眠不好,就说明运动量过大,应予调整。

- 选择地点

运动时最好结伴而行,不要独自一人跑到僻静处锻炼,以免发生意外时,无人救急。

老年人降脂万万不可急于求成

每一位老年人都奋斗了一生,一定要在晚年注意保养自己的身体,才能确保自己安度晚年。对子女来说,自己身体健康,让他们能够放心,不是最大的期望吗?可是,该怎么保养自己的身体,很多人并不知道。

在我们大家的思维意识中,老年人是一个需要被照顾的"弱势群体",很多人于是就认为,既然需要被照顾,那就什么也不能干,不能做。诚然,老年人在这个时候确实需要我们的关心和照顾,可一味地"无所事事"对于老人来说并非是有益的。老年人做大量的运动不现实,但是他们不能不运动。

我们医院在进行随机调查的 1211 位老人中,高血脂者 800 例,血脂正常者 411 例。高血脂中以高胆固醇血症者居多,大都为边缘性增高人群。胆固醇偏高者占 51.6%。

所以适当量的运动对于老年人来说也是相当重要的。而老年人在进行体育锻炼时,应更加注意不要运动过量,适当地运动才能够保护身体健康。老年人身体各部位的机能老化,一味追求高标准的动作则会给身体带来过大压力,使身体过于疲劳甚至造成运动损伤,反而达不到良好的锻炼效果。

就拿打门球来说,大家轮换着打,没轮到的可以坐着歇一会儿,甚至还可以在球场边摆上桌椅,泡上热茶,边喝边打。这和高尔夫一样,挥杆时是无氧运动,消耗能量;走动时是有氧运动,减除疲劳。一动一静,有张有弛，才是养生之道。

很多老年人选择打太极拳来进行锻炼。太极拳是一项多功能运动，能够健身、养生、陶冶情操、调节生活、助人修身养性，延年益寿。太极拳动作要求很高，要求下肢要撑住上肢和躯干，虚实与重心掌握好，动作行云流水，柔中带刚，很少有人能练到完美的境界。老年人追求这种完美的境界显然更为不合适，应该自觉地降低对姿态的要求。例如，扎马步时不要蹲得太低，膝盖稍稍弯曲即可，动作也不宜太用力。

老年人在选择运动降脂时，一定要量力而行，只要能适当地舒活筋骨，锻炼的目的也就达到了，对成绩、动作完美程度，甚至运动的效果，不要过于强求。

老年高血脂患者谨防运动量过大引发猝死

曾有老人来到我诊室，对我说，我运动的时候很下功夫，别人锻炼一个小时，我锻炼两个小时；别人走五圈，我走十圈，为什么我越锻炼越不舒服呢？

其实肥胖的老年人运动时，切不可减肥心切，急于求成，随意加大运动量，运动减肥要配合适当控制饮食，同时又要注意防止低血糖。降脂需要掌握在一定程度，并非越低越好，特别是老年人，不要走进运动降脂的误区。

研究显示，对老年人来说，胆固醇低并非都好，年龄超过70岁的老年人，胆固醇水平低于 4.16mmol/L 时，其危险性与胆固醇水平高于 6.24mmol/L 相当。尽管脑出血发病率随血清胆固醇水平下降而降低，但血清胆固醇低于 3.64mmol/L 时，脑出血发生率反而更高，而且会缩短患者的寿命。

另外，很多老人喜欢早晨去公园晨练，提醒老年人晨练中有一个小细节需要特别注意，特别是在冬天。有统计显示，在寒流后下雪天的第二个早上，冠心病猝死发病的概率最高。因为这个时候心脏血管的负担最大，并且清晨的时候，由于一晚上的代谢，水分的丧失，血液浓度达到最大，血液最黏稠，加之交感神经兴奋，血管收缩增加，就容易发生猝死的现象。

所以对老年人来说，降脂是必需的，但是更重要的是要注意方法。

凡事量力而行，降脂运动贵在坚持

※

过去运动锻炼的旗帜是"生命在于运动"，我觉得这个口号要与时俱进，现在应是"生命在于科学运动"。科学运动就说明要因人而异，使我们的锻炼内容和锻炼方法同我们自己的实际相适应。

在19世纪末，生物学家就提出人体运动的三法则，即过量运动有害身体；运动量过小不起作用；适度运动有益健康。适宜运动并非运动量越小越好，运动是对身体的一种能量消耗，只有消耗一定量的能量，才能使我们的身体恢复得更好，也才能逐步提高体能，增强心血管功能。

有的老人身体健壮，身体基础好，不但可以进行散步，而且可以进行竞走，在国外70多岁老人进行马拉松锻炼或比赛者也大有人在。这说明老年人个体差异很大，有的人散步都觉得困难，有的人却能轻松跑完马拉松。我们的锻炼切不可盲目模仿。要逐步建立有自己特点的锻炼模式，以期获得最大的锻炼效果。

因为这个缘故，我总是不厌其烦地告诉每一位患者，运动的时候要依据自己的身体情况来制定适合自己的运动方式，找到适合自己的运动强度。每个人都是不一样的，我们说的每一种方式都是一个笼统的概念，适合大多数的群体，但是你也许就是那种少数派，拥有和大多数的同龄人不一样的体质。

我的一位患者很听话，严格按照我的建议去锻炼，每天乖乖做健身运动，每天40分钟，做了3个月，血脂还是居高不下，后来我询问他每天做运动的内容，原来他只是做提哑铃、下蹲等无氧运动，常常保持同一个姿势不动，其实这样是无法达到降血脂的目的的。想要降脂，还得选对运动才行，最好能有氧运动和无氧运动结合锻炼。

找到适合自己的运动方式之后，最重要的就是坚持，这也是降脂的基础。再好的降脂绝招，你三天打鱼，两天晒网，不能坚持，等于白做。有的人想到了锻炼重要，开始跑步，过几天又坚持不了。一段时间后，看别人打太极拳、舞太极剑好，他又练了，没过半月，又不能坚持了，锻炼成了空话。为了身体，非狠下决心，强化恒心不可。我们经常说，运动基础是坚持，核心是适度，关键是细节，根本是平衡，选择一个适合自己的运动后就需要把握住这四项了。

我非常理解大家那种向运动要效果的心情，但运动不是一下两下就能出成绩的，什么事情都是一个长期的过程，而且根据研究，间歇性的运动对身体更好，30分钟的间歇性锻炼相当于1小时普通运动，并且相较于普通运动，不仅能够增加1.5~2倍燃脂率，而且还能在运动后维持更长时间的高代谢率。所以我再次提醒大家，想要通过运动降血脂的话，千万不要心急，指望收到立竿见影的效果，或者每一次的运动量特别大，希望一口吃个胖子，这都是不正确的做法，我们需要的是适量、坚持。

不管什么体育锻炼，我们都要每周坚持活动不少于5天，持之以恒。

如果你尝到了甜头，就会继续坚持下去，因为希望就在眼前，而且美好的未来已经清晰可见。一个对100位老年男女进行的研究显示，开始运动的人如果看到坚持6个月的人受益很多，他自己最少会坚持一年。在几周之内，运动也许不能让你的胆固醇下降或腰围缩小，但也能给你提供足够丰厚的"回报"——压力减少、感觉舒服、睡得更香。

总而言之，只有找到适合自己的锻炼方式、锻炼强度，合理地根据自己的实际情况制订出科学的锻炼计划，并且坚持下来，你就会惊奇地发现：血脂降下来了，身体硬朗了，睡眠质量高了……不必惊讶，这是对你坚持锻炼的应有回报！

运动不是万能的,有这些状况的老人不适合运动降脂

世界上的很多事情、事物都具有两面性,是把双刃剑,运用得好,会对你产生积极的作用,运用得不好,会起到逆反的作用,运动降脂也不例外。我经常说,运动疗法和饮食疗法相结合可以有效地减轻体重,是减肥者的良方,对降脂具有积极的治疗意义。然而,运动疗法并非对所有高血脂病人都有效。

一般来说,健康人群、没有严重合并症的高血脂患者都可以参加体育锻炼。合并有轻度高血压、糖尿病和无症状性冠心病及肥胖的患者,可以在医生指导下,进行适量的运动。

但是大家需要注意了,如果你是高血脂患者,同时合并有以下这些疾病,就应该尽量减少运动量,并且运动的时候尽可能要在医疗监护下进行,至少也应该做好紧急情况的应对措施之后再运动:

频发室性早搏和心房颤动,室壁瘤,肥厚型梗阻性心肌病,扩张型心肌病和明显的心脏肥大,未能控制的糖尿病,甲状腺功能亢进,肝、肾功能损害等。

如果你是高血脂患者,并且合并有下列疾病时,是应该禁止运动的:

肝、肾功能不全，严重的室性和室上性心律失常，充血性心力衰竭，重度高血压，不稳定型心绞痛，严重糖尿病，急性心肌梗死急性期等。

　　老年人的运动原则本身就是要"轻、慢、适量"，老年高血脂病人的运动处方更要如此。一般适合采用中低强度的、长时间的、大肌群参与的运动，比如步行、骑自行车、游泳、慢跑、非竞赛的小球类活动、跳交谊舞等。

　　此外，考虑到安全问题，高血脂患者在健身时需要特别注意下面这些事项：

　　首先，一定要重视在运动过程中和运动后的自身感觉，如果运动后出现严重呼吸费力、前胸压迫感、头昏眼花、面色苍白等现象，应该立即停止运动，有可能的话，要平躺下来好好休息。

　　其次，如果是高血脂患者，并且没有其他合并症的人群，应该保持中等强度的运动量，也就是每天达到慢跑 3～5 公里的强度。对合并有轻度高血压、糖尿病和无症状性冠心病等疾病者，应该自行掌握，以锻炼时不发生明显的身体不适为原则，必要时应在医疗监护下进行。对伴有重度高血压、严重心脏病如急性心肌梗死、心力衰竭、严重心律失常等，以及严重糖尿病、严重肝肾功能不全者应该禁止运动，等到这些疾病明显改善后再考虑适量运动。

　　最后，我还想要强调的是，有些高血脂病人受到遗传因素的影响，仅仅靠运动疗法是不足以解决问题的，而持续的高血脂状态对机体的危害性极大，所以当运动疗法收效不明显或者没有效果时，一定要遵医嘱配合药物降脂。

试试音乐疗法，感受节奏与韵律的治疗魅力
———— * ————

在我国传统中医中，对音乐的治疗作用早有论述。《灵枢·邪客》中说："天有五音，人有五脏；天有六律，人有六腑。此人之与天地相应也。"传统中的宫商角徵羽这五音，分别与我们的五脏有着这样的对应，"宫动脾、商动肺、角动肝、徵动心、羽动肾"。而北宋著名文学家、史学家欧阳修在总结自己的养生经验时就说过："吾尝有幽忧之疾，而闲居不能治也，既而学琴与孙友道滋，受宫音数引，久而乐之，不知疾之在体也。"中医认为忧思伤脾，而宫动脾，所以宫音能帮助欧阳修疏发幽忧之情。其实关于音乐有益身心的例子，还可以举出很多，在这里就不一一赘述了。

你喜欢听音乐的话，那么恭喜你，你可以用它来治愈心灵和身体。我相信所有人都会被音乐触动，不管病情多严重，就算是失去行为能力的人，也能被音乐打动。音乐不仅是可以让我们快乐的娱乐方式，更是让我们健康的治疗工具。

不过大家需要注意的是，专业的音乐治疗，跟我们在家听音乐是不一样的，它需要在特定的环境气氛和特定的乐曲旋律、节奏中帮助病人在心理上产生自我调节作用，从而达到治疗的目的。对于高血脂患者来说，我们未必需要去进行专业的音乐治疗，但可以自己在家听听音乐，这也能产

生相当好的效果。

根据《泰晤士报》报道，一项在马里兰进行的研究中，科学家分析了平均年龄36岁、不吸烟的健康男女的情况。他们发现，志愿者听了他们喜欢的音乐后，上臂血管的直径扩张了26%。进行这项研究的马里兰大学预防心脏病中心负责人说，血管扩张表明全身释放了一氧化氮，从而减少血栓数量和降低了同心脏病有关的坏胆固醇水平。

进行这项研究的医生也因此得出结论：经常欣赏音乐可以改善心脏健康，降低胆固醇的水平。一位患者每天听30分钟他最喜欢的音乐的话，精神上会得到放松，还会因扩张和清理血管获得其他的身体上的好处。

音乐对血液的影响一次只有数秒时间，不过由最喜欢的音乐积累起来的好处却能持续下去，而且对所有年龄段的人都有裨益。我们都在寻找更省钱的治疗方法来帮忙改善患者的身体状况。作为辅助疾病治疗的处方，音乐不仅让你心情愉悦，让你获得配合治疗的动力，还可以降低患高血脂的风险。

比如，低沉哀怨的音乐可以让人情绪和行为低沉，神经兴奋性和血流量降低，进而减弱心血管系统、消化系统的功能，导致食欲下降，进食量减少，久而久之，起到间接降脂的作用，可以辅助高血脂患者降脂。

从上面的叙述中可以看出，不同的音乐种类带给我们的感受是不一样的，所以它们产生的影响也不同。很多人，尤其是需要静养的病人，受不了重金属音乐和说唱乐，这也是有科学依据的。实验显示，听这些给人带来压力的音乐，能使血管收缩6%。所以，某些音乐让你心烦就不要听,因为这种听觉伤害,跟被动吸烟一样,都会给你带来健康不利因素。但如果你真的特别喜欢这些音乐,它反而能给你更加愉悦的心情,听听倒也无妨。

也就是说,音乐对体内血液的影响,关键不在于音乐种类,而在于你是否喜欢。不过话虽这么说,作为医生,我还是建议大家多听抒情音乐,包括中西方的古典音乐,这些曲调柔和舒缓,旋律优美动听的抒情音乐,通过音乐的节奏与韵律,调整心脏及血液循环,就可以让身心自然放松,长期聆听,对于身体的好处是显而易见的。

第五章
hyperlipidemia

高血脂保健
从身体到心灵,打响血脂保卫战

我们生活中的一些不良习惯和情绪会对身体中的血脂产生不利影响,有的患者情绪激动时还会加重病情,引发高血压和冠心病的发作,威胁到生命安全。摆脱这些负面情绪和心态,是降低高血脂风险的有力措施,每天让自己快乐一点,轻松一点,就能促进体内血脂水平的下降,提高生活质量。

现在戒烟为时未晚,还要远离二手烟

———— * ————

经常会有患者问我:"医生,让我不吃肉或者多吃蔬菜水果都没问题,可是我就是烟瘾大,能不能不戒烟?"

大家都知道吸烟危害健康,可是我们不清楚它到底怎样危害健康,所以往往把它当作一句口号。每当这时候我总是会严肃地跟他们申明抽烟对血脂的危害。烟草中含有尼古丁、焦油、亚硝胺等200多种有害物质,这些物质会伤害嫩滑的血管内壁,让血管里好的胆固醇减少,让坏的胆固醇变本加厉做坏事,让身体里的脂肪合成速度加快,促进动脉粥样硬化的速度。可以看出,它对患有血脂异常和动脉粥样硬化的患者伤害非常大,为了我们的身体健康,一定要戒烟。

有些人可能会心存疑虑,因为表面上看起来有些患者的血脂异常程度并不高,似乎并不怎么严重的样子。可是,吸烟会加重高血脂患者血脂异常。有研究数据显示,吸烟者的血清总胆固醇水平显著高于非吸烟者,而且吸烟可以降低血清高密度脂蛋白胆固醇水平。我们应该还记得,高密度脂蛋白胆固醇是所谓的"好胆固醇",可以保护我们的血管。可是吸烟量越大,血清高密度脂蛋白胆固醇水平越低,我们的血管受到的保护也就越少。同时,吸烟还可以使血清甘油三酯水平升高。暴露于烟雾中的低密度脂蛋白容易被氧化，形成对血管危害更大的氧化型低密度脂蛋白颗粒。"好胆固醇"越来越少，"坏胆固醇"越来越多，血脂异常情况也就越来越严重了。

并且关于戒烟，经过大量的病学研究，现在医学界已经达成共识，只要停止吸烟，冠心病的危险程度就有可能迅速下降，戒烟一年，危险度就可能降低50%，甚至与不吸烟者相似。吸烟时间长短还与血清高密度脂蛋白胆固醇水平成反比关系，戒烟一年，可以让这种"好胆醇"增加至不吸烟者的水平。也就是说亡羊补牢并不晚，戒烟越早开始越好。

除此之外，吸烟还是冠状动脉粥样硬化的主要危险因素。及早戒烟可将其危害大为降低。研究表明，戒烟一年，危害性降低一半，血清高密度脂蛋白胆固醇可增加至非吸烟者的水平。需特别指出的是，吸烟会让家庭中其他成员成为被动吸烟者，长期受吸烟者影响的被动吸烟者，血清高密度脂蛋白胆固醇水平也会下降，而总胆固醇水平则会升高。所以说，吸烟不但害己，也殃及旁人。即便你不爱惜自己，为了家人，也请不要再抽烟了。

我给大家讲述抽烟对于血脂的危害和戒烟对于病情恢复的帮助，就是希望给大家一些戒烟的动力，也希望广大读者能够下定戒烟的决心。

我遇到那些烟瘾特别大的患者，在劝导他们戒烟的同时，还会让他们尽量避开吸烟族。这样一方面可以帮助他们戒除，另一方面又可以避免戒烟后再次复吸，也让他们不要从主动吸烟者变为被动吸烟者。

任何一种不良习惯的纠正都是非常困难的，抽烟更是如此。在戒烟初期，大家可以花点钱让自己进行一些会带来乐趣的活动，以便转移吸烟的注意力，还要扔掉打火机、烟灰缸等吸烟工具，以免对自己产生刺激。大家如果觉得戒烟实在困难，可以借助一些其他的方法，例如使用市场上出售的戒烟糖、戒烟茶，也可采用耳针戒烟等。总之，选择你自己可以接受的方法，尽早把烟戒掉，让血脂尽早降下来。

睡前醒后一杯水,解渴消栓又降脂

当你看到这个标题的时候,是不是觉得不可思议?为什么要说水呢?我们每天都要喝水的,这个有什么可说的?其实,你不知道的是,喝水也是一门学问,尤其是对高血脂患者来说,知道如何喝水,在什么时候喝水,甚至喝什么样的水都是很重要的。

我们的血液是人体内的"运输大队长",能将细胞代谢所产生的二氧化碳及其他废物,如尿酸、尿素、肌酸等,运送到肺、肾、皮肤等排泄器官,排出体外。充足的饮水,可以加快血液的代谢,使有毒物质尽快排出体外,让血液保持良好的流动性及其各个成分的合理搭配。

而水作为生命之源,不仅能够补充机体必需的一些矿物质,还对高血脂患者的血黏度有一定的稀释缓解作用。因此,平时注意补水,对降低血脂、改善血液在微小血管中的流动作用很明显。而且,除了多喝水之外,如何喝水也很重要。

一般高血脂患者早起睁开眼,下了床,第一件事应该就是空腹喝1000毫升的温开水,这样可以补充你经过一夜睡眠消耗掉的水分,稀释血液的浓度,让你的血液充满活力动起来!而且还可以促进脂类物质的代谢速度,使其尽快排出一晚上机体产生的废物,有效地防止脑血栓的发生。可以看出对高血脂患者而言，这杯水的作用是相当大的。

而到了睡觉之前，还要再喝另一杯重要的水。我们医院的一项调查记录显示，许多高血脂患者在吃了晚餐之后就不怎么喝水了，殊不知这样对自己的病情是极为不利的。饮水少可以直接导致血液的黏稠度增加，这样在夜晚很容易引起血栓的形成，血脂急剧升高。

还有很多老年人为了提高睡眠质量，不愿自己的睡眠被小便打扰，睡前也就不愿意喝水。很多女性朋友也为了避免第二天眼睛出现浮肿，晚上也不喝水。一般健康人群，这样做没什么问题。但身为高血脂患者，就要纠正这个做法了。

其实很多老年人起夜并非是由于喝水多的缘故，而是膀胱萎缩的结果。老年人即使不喝水，晚上还是要起床的，畏惧喝水实在没有必要。要知道，你付出的小步代价，可能就在关键的时候挽救你的生命。

当然，也有人确实是不适合多喝水，比如对于合并患有肾衰弱和心衰弱的高血脂病人，就要适当控制喝水的量，尽可能保持体内水的平衡。而且，经常口渴并大量喝水的高血脂患者，最好查一下血糖是否超标，以便确定自己是否得了糖尿病。

不缺别补,并不是所有维生素都有利于健康

————— * —————

维生素永远都是医学界的"明星",它们一直以较低的含量承担着较大的生理作用。对于很多人来说,保健的首选就是维生素片,它们服用起来非常方便,而且似乎也不会有什么副作用。那么,对于高血脂这类特殊群体的患者来说也是应该补充吗?他们可以随意服用维生素片吗?维生素片到底能不能帮我们降血脂?

专门研究老年病的医生发现,老年人血清中的维生素与四种常见的老年病有明显的关系。高血压和冠心病患者血清中维生素A、维生素C、维生素E的含量基本上是正常的。老年气管炎、慢性支气管炎患者血清中维生素A的含量是偏低的。癌症患者血清中维生素A、维生素C和维生素E的含量也明显降低。只有高血脂患者,他们血清中的维生素A、维生素E含量呈明显增高状态。

而血清中维生素水平过低或过高,对人体健康都是有害的。并且,在物质生活丰富的现代社会,体内缺乏维生素并不可怕,只要改善饮食或补充维生素类药物,就可以让体内缺乏维生素的问题得到纠正。相反,体内维生素含量过高,反而是比较难以对付的医疗难题。

维生素片在各大超市、药店都很容易获得,很多患者也就时不时地

对自己好一点，买些维生素回来服用，许多心脑血管疾病患者都服用维生素 E 和维生素 C。

但实际上，多数老年病患者无须补充维生素 E，高血脂患者更不需要补充维生素 E。血脂较高的老年人额外补充维生素 E，不但没有任何降血脂作用，还会出现胸闷、憋气、腹泻、血栓性静脉炎、乳腺增生等副作用，男性老年患者每天补充 0.1 克维生素 E，就可能因乳腺增生而呈现乳房女性化。我建议大家不要盲目跟风补充维生素 E。

至于维生素 C，它作为人类所离不开的必需营养素，是一种重要的生理性抗氧化剂，在对抗由自由基引发的脂质过氧化反应中发挥重要作用。很多人都认为，维生素 C 对于高血脂的降低能起到积极的辅助作用，可是维生素 C 到底对高血脂有什么影响呢？

有临床研究显示，每天给予身体 500～1000 毫克维生素 C，就可以让大多数老年人血清总胆固醇水平降低，高密度脂蛋白胆固醇水平升高，可是对体内维生素 C 含量较高的青年人没有作用。

不过也有临床实验得出不同结果的。国外有研究者报道，给 25 岁以下青年每日补充 1000 毫克维生素 C，观察到这些青年的血清总胆固醇水平降低了。而给冠心病患者补充维生素 C 反而引起血清总胆固醇水平升高，医生们推测，这种升高或许是因为动脉壁中的总胆固醇得到释放进入我们的血液才出现了这样的结果。

简单来说，维生素 C 在防治动脉粥样硬化中的作用已受到人们的重视，但它调节血脂的作用还不明确。对体内维生素 C 水平较低或缺乏维生素 C 的老年人，我会建议他们适量补充，这对防治冠心病可能是有益的。如果他们本身不缺，或者日常饮食中蔬果比例比较大，能够摄入足够的维生素 C，我是不建议他们盲目补充的。

现在我们应该对维生素补充问题有个整体概念了吧。高血脂患者不要随便去吃维生素，并不是所有的维生素都是有益于身体的，该不该补充还要根据自己的情况来选择。

多吃"镁"食,促进卵磷脂的合成

镁是人体不可缺少的重要阳离子,它在人体各个系统中都具有非常重要的作用。镁缺乏是某些严重心律失常、缺血性心脏病、高血压,特别是青少年动脉粥样硬化、心肌梗死、猝死的病因学因素之一。很多人不禁会问:镁跟高血脂有什么关系呢?老实说,有关镁对脂质代谢影响的机制,目前还尚不清楚。但是,临床上我们还是可以明显观察到,镁对于降低血清中甘油三酯水平是非常有效果的,这可能和B族维生素有很大关系。

科学家们曾用动物进行过一项实验,被实验的动物所吃的食物中各种营养素均充足,但缺乏维生素B_6,那么它们的心脏、胰脏、腹部、四肢和肌肉等血管组织中都会塞满了脂肪,造成卵磷脂过低而胆固醇偏高的现象。也就是说,为了不让胆固醇增高,我们需要卵磷脂,进而身体中不能缺维生素B_6。

一般膳食结构合理的话,我们的食物可以获得足够的维生素B_6,特别是由谷类的麸皮中萃取的B族维生素,对降低胆固醇尤其有效。其次是肝脏,它不但含有卵磷脂及各种维生素,而且比其他肉类含有较少的饱和脂肪。

问题是即使我们体内的维生素B_6充足,如果缺乏镁,卵磷脂照样是无法合成的,这样脂肪与胆固醇就不能利用卵磷脂加以分解,以至于在体内的含量过高。由此可见,对于高血脂患者来说,镁的地位是相当重要的。

我们的饮食中摄取了过多的饱和脂肪的话,就更需要较多的镁,否则胆固醇便会升高。遗憾的是我们的饮食中大多对镁的摄取不足,加上这种矿物质又很容易随尿液流失,这就决定我们绝大多数人都要注意在日常饮食中增加更多含"镁"的食物。

日常食物中含镁量比较高的有很多,在这里我向大家简单列举一些:豆类中有黄豆、黑豆、蚕豆、豌豆、豇豆、豆腐等;蔬菜及水果类的有雪里蕻、冬菜、苋菜、芥菜、辣椒干、干蘑菇、冬菇、紫菜、杨桃、桂圆、花生、核桃仁、虾米、芝麻酱等。特别是紫菜,它的含镁量非常高,每100克紫菜含460毫克镁,被誉为"镁元素的宝库",建议大家平日不妨多喝点紫菜汤。

但需要提醒大家注意的是,如果我们的食物中摄入的动物性脂肪含量过高,就会影响人体对镁的吸收,所以我们还是要尽量少吃高脂肪的食品,这样才能让镁更好地发挥作用。

高血脂患者的中医保健

中医降脂,重在调理

"高血脂"本是一种西医的叫法,对于中医来说,是没有这个称谓的。但在历代医籍中,却有相似病例的记载。《灵枢·卫气失常》即已指出人体内有"脂"、有"膏"、有"肉",并根据人的形体不同而分为"脂人""膏人""肉人"。它是这样说的:"膏者,多气而皮纵缓,故能纵腹垂腴。肉者,身体容大。脂者,其身收小。""膏者多气,多气者热,热者耐寒。"而张景岳的《类经》也说:"精液和合而为膏,以填补骨空之中,则为脑为髓,为精为血。"

上面的这些古文大家未必都能读懂,但是应该能大致看出来,上面语句描述的膏脂与现代医学所说的血脂相类似。也就是说,中医学所说的膏脂,就是指血脂。

中医认为,正常脂膏随血液的运行营养五脏六腑、四肢百骸以及脑髓。因为禀赋不足、饮食不节、脾胃失调、情志内伤、肝胆失利、年老体弱、肾虚不足等原因,而导致摄食过多或传输、利用、排泄异常,由此让血液中脂膏堆积,而过多的脂膏浊化成为湿浊、痰饮,侵淫脉道,使气血运行障碍，脏腑功能失调，出现"痰证""瘀证""脉痹"等症状，最后导致出现高血脂。

对高血脂的治疗，正是基于它的发病原因。我们大家都知道，中医学里面并不是头痛医头，脚痛医脚，而是要找到病根，治疗一些病根所在的部位来解决所要解决的病。

我在这里介绍两个中医保健方法，主要是从疏肝利胆方面来泻肝火降血脂的，身材较为肥胖的人都应该在排泄方面做到顺畅，利尿通便也是重要的一种手段。

首先来说，疏肝利胆的原则在于胆汁能消化脂肪。患有肝炎、胆囊炎、肝胆结石的人，胆汁分泌不足，往往不喜欢吃油腻肉食，如果不小心误食会引起发病。疏肝利胆法对肝胆病的治疗是必不可少的，尤其是脂肪肝患者。

疏肝利胆的常用药物主要有茵陈、莪术、姜黄、郁金等。大家还可以选择中成药，比如市面上出售的白金丸（由郁金、明矾二味制成），就可以疏肝利胆、降脂化痰浊。还有柴胡疏肝散（由柴胡、枳壳、芍药、甘草、香附、陈皮制成）等，也有同样的效用。不过，我还是不建议大家自己随意泻肝火降血脂，要根据自身情况结合医生建议来进行选择。

此外，在中医学里面认为，湿盛生痰，水湿代谢失常易与血液相混，清浊不分，血脂升高。所以，采用利尿渗湿法降脂减肥，可以说是一种最平稳的方法。最常用的应该属冬瓜和泽泻了，它们都是利尿渗湿的常用药，也有降脂作用。茶树根、玉米须也都有利尿的作用，中医也常常用它们来降脂。

这些中医降脂方法也是很有效的，大家如果觉得长期服用调血脂西药会因药物的副作用而让身体健康受到损害，那就不妨来试一试我的方法。但是，怎样搭配以及如何服用要根据大家具体病情来确定，以上两方仅供参考。

大家在选择前还要注意，中药降脂与西医的最大不同之处在于重在调理，周期较长，适合那些高血脂初期和控制之后的患者。对于那些病情比较严重的，或者处于上升阶段的患者来说，还是要以西医为主，先控制住病情，再配合中药来长期调理。

按摩推拿降脂，方便易行，效果显著

提到按摩，你在脑海中的第一印象可能就是按摩店。其实不然，你完全可以靠自己的双手，让自己轻轻松松远离高血脂的困扰。

自我按摩是一种可以让患者根据自己的实际情况，随时随地都能进行的自我保健方式。它运用灵活，患者自己就能刺激自己的耳朵、手部、足部，经济适用，它相对于那些药物治疗来说，不仅省钱，更重要的是不必担心药物带来的毒副作用，时间上还能自己把握，每天不必花费很多时间，不需要专门的仪器，在睡前花 15 分钟就能达到不错的效果。

按摩推拿之所以越来越受人们的推崇，其原因还在于它的效果显著。目前，医学界关于按摩的机理争论还没有一个定论，但是它的降脂效果确实已经得到了医疗界的承认。中医是中国古老智慧的结晶，很多高血脂患者都已经从中受益。

按摩当然也不是随便按按就行的,我们高血脂患者要根据自己的实际情况,在医生的指导下,制定一套适合自己的科学方案才会取得理想的治疗效果。

高血脂属于中医学里的"痰湿"范畴,与肝、脾、胃三脏关系密切。人体有很多的穴位,每一个穴位都关乎着人体的健康,按摩推拿的医疗作用并不是凭空想象出来的,它是中医的一大精髓,可以平气、调和,只要你找对了方法,就可以通过这些"小动作"来降低血脂。

我们一般常见的按摩有:腹部按摩,四肢按摩,面颈部按摩等。腹部按摩每次15分钟左右,可以促进肠道蠕动,腹肌收缩,减少脂肪堆积;四肢按摩可以促使肌肉毛细血管增加开放量,改善肌肉的代谢,增加脂肪的消耗量;而面颈部按摩可从颔、颊、鼻向耳、颈部方向按摩,可以向前向后,向左向右数次,每次3分钟,同样可以减少脂肪的堆积。

除了这些常见按摩之外,我们还可以针对某些穴位进行专门按摩。高血脂在中医诊断中,多因"痰湿"过多而引起,因而中医降血脂的关键是"健脾化湿",大家可以据此多按摩印堂穴、神庭穴、攒竹穴、太阳穴、翳风穴、风池穴、风府穴、丰隆穴、承山穴、足三里穴这十个穴位。

让大家按摩这十个穴位当然也是有讲究的。比如,中医认为,足三里是足阳明胃经合穴,有健脾胃、除湿消滞、补中益气、扶正培元的功效,它不仅降血脂,还可以调脾胃、生津液。而"丰隆穴"和"承山穴"是两个历来能祛除痰湿的穴位。它们具体在哪里,大家可以自己咨询医生。

尽管按摩操作简单易行，但对于高血脂患者来说，还是有一些需要注意的地方。

第一，按摩的时候首先要注意个人卫生，保持手部的清洁和干燥，否则易出现细菌感染，导致其他疾病的产生。指甲也要剪短，以防划伤皮肤。

第二，按摩的环境温度，要在室温条件下进行，保持空气流通。

第三，按摩的时候应该注意力度，以自己感觉最舒适的力度和手法进行按摩，切勿用猛力。

当然了，在工作休息的间歇，我们也可以进行简单的按摩保健：用十指指腹紧贴在前额发际，先梳理前发际经过头顶至后发际，再梳两侧头部，每天坚持 20 次。是不是很简单呢？

像这样的小按摩可不要小看它哦，如果能够坚持做下去，不仅可以去脂减肥降压，对于高血脂的治疗还会有很好的辅助作用，大家不妨多尝试。

春夏重在养阳，可适当运动

春夏秋冬，四季自然更迭。每一个季节都有其特征，而自然界季节的交替，更是会对人们的身心健康产生直接的影响。那么对于高血脂患者来说，如何在四季更迭中选择适合的养生保健方法呢？

首先我们每一个人都要顺应每一个季节的特点养生，才能在大自然中健康地生存下去。

在传统医学经典《素问》中，有"春夏养阳，秋冬养阴"的说法。就是说我们要根据自然界与人体阴阳消长的特点，用适合的养生原则来适应季节的变化。春季养阳，应该早睡早起，散散步，以适应春季阳气初生的特点，并注意少吃辣椒，以免出汗太多，损伤阳气。

我们都知道春季是一个万物复苏的季节，气温和生物界的变化会对人的心理和生理产生影响，使人出现种种不适症状，患上疾病，因此，春天也是"百草发芽，百病发作"的季节，此时养生我们最需要注意的还是生活的细节，顺应春天的气候特点，维护自己身心的健康。

春季乍暖还寒，冷暖不定而且气温昼夜温差比较大，加之春季多风，高血脂患者更应该注意自己的日常保养，在锻炼的时候还要注意防风，随时注意保暖防寒，尤其是身体出汗之后，更应该及时擦掉汗水，穿上御寒衣服。锻炼的强度也应该由低到高、由易到难这样循序渐进，做好准备活动，防止突然不适造成的韧带拉伤等。

春季锻炼的地点也很重要，树荫下是白天散步的好地方，却不是晨练的好场所，春季晨练应该选择在开阔的广场，这些地方空气比较新鲜。同时，高血脂患者应该注意预防传染病，春季是呼吸道传染病高发的季节。老人的免疫力比较差，在这个时候如果不注意就很容易感染这些传染病，使自己原本的高血脂加重。

而炎炎夏日，气温高湿度大，造成人体经常缺水，这个时候就需要特别注意了。对血脂高的患者而言，夏季出汗多却补水少就会造成血黏度随之增高，很容易导致冠心病发展或加重，诱发心肌梗死。显而易见，多喝水对于血脂高的人群而言非常重要。不过仅仅靠补水是不够的，夏天降血脂应该打"组合拳"，从多个方面着手。

高血脂患者在夏季养生，重在养心。中医认为，心的阳气是推动血液循环的动力，是维持生命活动生生不息的源泉。在夏日，本身气温转高，造成全身血管都有不同程度的舒张，血流加快。同时，心脏负担也就随之加重，高血脂患者因为其血黏度比健康人高，所以，高血脂患者在夏季一定要注意养心，只有这样，才能经受住炎炎烈日的考验，安然度过夏日。

夏天人体津液消耗也比较多，我们每天要保证摄入3份高蛋白食物，包括1个鸡蛋、50克瘦猪肉或鸡鸭鱼肉、50克豆类制品等。但油腻肉类、肥甘厚味等高胆固醇食品，最好还是放弃。

夏天也有很多好处，比如蔬菜水果比较多，而蔬菜水果中的纤维素有利于调节血脂。因此，在这样的季节可以多吃这些大自然的馈赠，每天至少要保证摄入400克蔬菜，100克水果。其中可以多吃西红柿和山楂。西红柿内含丰富的维生素C，能降低甘油三酯；山楂具有促进胆固醇排泄，调节血脂的作用，可以泡水作为夏日饮品。

另外，南瓜、胡萝卜等黄色蔬菜，都有很好的调节血脂的作用，也应该适当摄入。还要多吃玉米，它也可起到调脂降脂。

夏季还是减肥之季。血脂异常的患者可以根据自身具体情况，选择适合自己的运动方式，比如打太极拳、散步、跳健身操、慢跑等。但同时，气温高，人们常常无缘无故感到烦躁，睡眠在夏夜也容易受到影响。因此，我们要尽量做到"和喜怒，去悲忧，节思虑，防惊恐"，保持平和的心态，还要注意营造一个舒适的睡眠环境，保证每天有充足而高质量的睡眠。

秋冬重在保养，但不可多吃

秋季是一个阳消阴长的季节，也是万物成熟收获的季节。在这个时候，人体的代谢节奏也随之改变，高血脂患者要做好养生保健的准备，增强自己的体质，为即将来临的寒冬打下良好的身体基础。

有调查显示，脑血栓等缺血性疾病在秋季的发病率相当高，而且多在夜晚长时间睡眠的后期发作。我们的作息习惯也要因时而变，在秋季要适当地早起，减少血栓形成的机会，这样，可以降低并发血栓的发病概率。

穿衣上，大家都听说过"春捂秋冻，不得杂病"这句俗语。就是说秋季虽然秋高气爽，大气渐凉，但不要过早地增加很多衣服，适宜的低气温可以增强机体对外界的抵抗能力。不过高血脂患者要结合自己的实际情况来"秋冻"，否则很可能得不偿失，适得其反。

简单来说，在秋季多多锻炼身体，养成良好的生活习惯，注重生活中细节的话，我相信高血脂患者在这个"多事之秋"必定不会多事！

到了冬天，天气寒冷，正是人们进补的大好时机，许多人这时候开始疯狂地给自己的身上加营养，想要储蓄一年的能量，这会让我们不自觉地摄入更多热量以及更多脂肪和胆固醇。而且，寒冬中绝大多数人是不想运动的，不动更不利于高血脂患者身体的保养。想要让自己顺利通过严冬的考验，高血脂患者要记住以下几个冬季饮食保养要点。

第一，每日进食的肉类不应该超过75克。以瘦猪肉、瘦牛肉、瘦羊肉以及去皮的鸡肉、鸭肉为宜，尽量不吃肥肉、鸡皮、鸭皮和经过加工的肉制品。此外，鸡蛋、鱼子、动物内脏等都属于高血脂患者严格限制的食物。但这不是说就不能吃鸡蛋，大家可以每周吃3～4个鸡蛋或鸭蛋的蛋清，蛋黄应尽量少吃。

第二，每日进食的食用油量不应该超过20克。可以选用的食用油以花生油、豆油、葵花子油、色拉油、香油为宜，避免吃棕榈油、猪油、牛羊油、奶油、鸡鸭油及黄油等。

第三，最好不吃糕点和甜食。特别是不应经常吃油炸糕以及奶油蛋糕等，还应该限食巧克力、冰淇淋、雪糕等。此外，高血脂患者每日的进糖量不应超过10克。每天可以饮用250毫升牛奶或酸奶，限食或禁食全脂奶粉或乳酪等乳制品。

第四，虽然冬天的蔬菜种类不多，但我们还是要保证每天进食400～500克新鲜蔬菜，而且以吃深绿色或红黄色蔬菜为宜。也应该经常进食各种水果，不过不可以过多饮用经过加工的果汁或加糖的果味饮料。

另外，随着冬季气温降低，高血脂等患者为了保健，还要注意以下几个日常生活方面：

- **防止血液栓塞**

血管尤其是冠状动脉在冬季寒冷时容易收缩、痉挛，发生供血不足，并且可能导致栓塞，要十分注意保暖。

第五章　高血脂保健
从身体到心灵，打响血脂保卫战

- **进补适度**

我国民间素有冬季进补的习惯，冬季人们运动本来就少，加之大量进补热性食物和滋补药酒，很容易造成血脂增高，诱发心脑血管疾病，因此冬季进补一定要根据个人的体质进行。

- **心态平和**

情绪激动是心脑血管疾病患者的大忌，冠心病、高血脂患者尤其要放宽胸怀，不要让情绪起伏太大。适当控制住自己的情绪，保持愉悦的心情，培养乐观的心态，这可以帮助高血脂患者减轻病症，预防并发症。

- **适当运动**

高血脂患者必须坚持运动，运动量突然减少也会造成血流缓慢，血脂升高。同时还要合理安排运动时间和控制好运动量。而且冬季不宜晨练，我们在睡眠时，神经系统处于抑制状态，活力不足，晨起时突然大幅度锻炼，神经兴奋性突然增高，极易诱发心脑血管疾病，最好等到太阳升起来之后再去锻炼，这样就可以避免机体突然受到寒冷刺激而发病。

- **睡前泡脚**

冬季睡眠前，高血脂患者要多用热水泡脚，按摩脚心脚背，这样不仅有助于血管扩张，增进机体血液循环，让自己有一个安然的睡眠，还可以预防并发症出现。

- **注意保暖**

此外,冬季由于室内外的巨大温差,时冷时热反复刺激着高血脂病人的皮肤,从而导致一些并发症的爆发,所以在寒冷的冬季,高血脂病人的保暖工作一定不能小觑,避免受到寒流的刺激,及时添加衣物。

最后,大家也不要忘了在冬季要经常体检,发现问题积极处理。

高血脂患者的心理保健

快乐一点，你的负面情绪让血脂升高了

可能大家都曾有过这样的经历，当你感冒的时候，如果你能够让自己保持愉悦的心情，感觉感冒就在不知不觉中很快好了。千万不要以为这只是一种心理错觉，专门的研究显示愉悦的心情对于身体的恢复是有着积极作用的。

心理疗法的主要机理就是让人摆脱对疾病的恐惧，让人正确看待疾病，愉悦地、主动地接受治疗。严格地说，高血脂这种慢性病的症状表现实际上是包括躯体与心理两个方面的，二者共同构成"病"的整体。很多时候，心理方面的症状表现，同样会给病人造成痛苦，损害病人的生活质量，影响病症的治愈。提醒高血脂患者，千万不可小觑心理作用。

不过，大家对于疾病的治疗应该都不陌生，但对于心理疗法就未必熟悉了。在如今这个时代，生活节奏越来越快，我们的生活压力也越来越大，心理治疗应运而生。心理治疗又被称为精神治疗，是一种运用心理学的理论和技术，通过其言语、表情、举止并结合其他特殊的手段来改变病人不正确的认知活动、情绪障碍和异常行为的一种治疗方法。

过去，人们认为心理问题属于心理医生关心的范畴，传统医学一般很少会涉及这方面，除精神科医生外，一般临床各科医生在对病人进行治疗时，只重视药物、手术和理疗等方法方式，并未认识到心理治疗的重要性和必要性。但是实际上，医务人员在接触和诊治病人的过程中，他们的言语、行为都会影响到病人的心理活动，如果能因此改善他们的心理状态，消除或减轻他们心中的痛苦，改变他们对人对事的态度和行为方式，就会起到心理治疗的作用，效果也会出人意料得好。

我曾经接诊过一名患者，16岁，由于还很年轻，不相信自己会得高血脂这种病症，他的情绪紧张、暴躁、激动，这样的心理对于病症的缓和是没有一点好处的，反而会加重病情。这些负面情绪均可增加身体中儿茶酚胺的分泌，使游离脂肪酸增多，从而促使血清胆固醇、甘油三酯水平升高。平时我们所说的郁闷、抑郁情绪则会使高密度脂蛋白胆固醇水平降低，这些现象在动物实验中都已经得到了证实。

如果你患上的不是单独的高血脂，而是有很多并发症的时候，心理治疗的作用就更加重要了。

一切对人体不利的影响中，最能使人短命夭亡的当推不良的情绪和恶劣的心情，比如忧郁、颓丧、惧怕、怯懦、嫉妒和憎恨等必须注意避免。中国医学在精神修养方面十分强调"恬淡虚无"和"精神内守"，也就是让我们在思想上要保持安闲清静，排除一切杂念，不能有过多的妄想，不应计较个人的得失，要性情开朗，胸怀坦荡，光明磊落，这样会促进疾病的痊愈。

所以，在治疗的过程中，作为医务人员，我一直都特别注意自己的言行，给予病人鼓励。那么身为患者，大家一定要努力配合，放松自己的心情，结合饮食与运动，我们一起把治疗的效果发挥到最大。

千万不要对高血脂恐惧紧张，你弱它就强

我们在前面一直提到了血脂增高对动脉粥样硬化的形成是一个很重要的危险因素，但未必是肯定的病因。大家在患此病后千万不要有恐惧情绪或者过分紧张，因为精神紧张本身就可以让血脂增高，不如放松心态，仔细分析和查找血脂增高的原因，这样才真正对治疗有利。比如，糖尿病、甲状腺机能低下、肾病综合征等，这些都可能引起胆固醇或甘油三酯增高。我们只要知道了病症的原因，就可以对症下药，按部就班地治疗，不会造成生命危险，没什么好恐惧焦虑的。

我曾接诊过一名农民工，他来到陌生的城市打工，做着极为繁重的体力活动，只为了能够养家糊口。当得知自己患有高血脂的时候，心里很惊恐，担心自己挣的钱都要花在治病上面，心里很焦虑。我告诉他，高血脂并不是什么不治之症，也不需要花太多的钱，最主要的是要注意饮食和多运动，但是对于他来说降脂的关键就在于平时的调节了。我的话让他心理得到了疏解和放松，降低了他的恐惧和焦虑情绪，之后不久，他的血脂水平有了明显的降低。

我们医务人员确实有安慰病人的必要，而作为一名病人，要听从医师

的嘱咐，并且要乐观地对待自己的病症。为了自己的身体健康，一定要告诉自己：高血脂并不可怕，我一定可以战胜它的困扰和纠缠！

通过这些年的临床总结，我觉得要客观认识高血脂，大家至少应该知道下面这些常识。

首先，应该了解高血脂不是一个单一的病种，包括有原发性高脂血症和继发性高脂血症两大类。医生很可能不清楚你多年的病史以及身体状况，但你自己应该很清楚。我们要足够冷静客观地对自己的病情有一个评价，同时也要积极配合医生，把你的客观情况讲清楚，这样才有利于制定最合适的治疗方案。

其次，我们应该认识到高血脂可防可治，不要有过大的心理负担。通过摄入合理的蛋白量、减少油脂的摄入、多食蔬菜水果以及严格控制进食的总热量等方法，加上合理运动、持续锻炼，高血脂会大为改善。

但与此同时，我们也应该知道高血脂导致的严重不良后果是缓慢发生的，不要以为当前没有明显不适就忽视对它的治疗。

高血脂的主要危害是导致动脉粥样硬化，进而导致众多的相关疾病。其中一种致命性疾病是严重乳糜微粒血症，可导致急性胰腺炎。而它导致的另一种致命性疾病就是冠心病。去年国庆的时候我就接诊过一名患者，由于长时间只关注自己的高血脂而忽视了别的，以至于诱发了冠心病。

最后，我们还要明确，虽然高血脂没那么可怕，但必须要有心理准备，它的治疗是一件长期的事情，不要期望在短期内治愈，也不要觉得已经治愈了就恢复以往的不良饮食等生活方式。这样的话，病情就会反复，已治愈的症状还会出现。我的很多病人中，就出现过愈后复发的情况，这也提醒着我在以后的医嘱中加上：保持良好的生活习惯，坚持运动锻炼，防止复发！

对事物的不了解往往会让人感到恐惧，而消除恐惧的一个重要方法就是拿起知识的武器。了解到上面这些知识之后，大家一定对高血脂已经有了更客观全面的了解。归纳起来就是，我们要对高血脂既足够重视，又不能过于在意，在一个举重若轻的状态下寻找心灵的安宁，这对于病情的控制才是最为有利的。

五种心理促降脂，心理有多健康，血脂就有多健康

我曾接诊过一名特别惜命的高血脂患者，他对高血脂的诊断结果很恐惧，一进门就不断地对我重复："大夫，我得了高血脂，会不会死啊？"我说不会的，这又不是不治之症，只要多多注意，很快就会好转的。他又说："可是我的一个同事就是因为得了高血脂去世的。"我告诉他，这是由高血脂的并发症引起的，而非高血脂本身。

临床上遇到不少这样的病人，我总是在一遍遍地告诉他们高血脂经过适当的药物治疗、饮食调治、运动和戒烟等，大多能得到很好的控制，大大减少冠心病、心脑血管疾病的发生，这从根本上消除了他们的顾虑。所以我觉得非常有必要跟大家讲讲怎样进行高血脂的健康心理保健。

- **不要怨天尤人**

很多高血脂患者，尤其是因为遗传因素出现的高血脂患者，往往把患病的原因完全归罪于客观因素，经常怨天尤人。他们有时会责怪医生开的药不够有效，有时候会责怪家人没有尽心照料，表现得非常挑剔任性，容易冲动，造成家庭关系紧张，对自己的病情也丝毫没有好处。在这种情况下，患者自己应该知道，这些心理反应可能是对疾病治疗信心不足造成的，应该多补充相关知识，多鼓励自己树立战胜疾病的信心。

- **不要自怨自责**

和上面一类患者恰恰相反，这一类高血脂患者往往会埋怨自己："我怎么那么不爱惜身体""我当初怎么就不知道预防"等，这也是很常见的一种心理反应，在老人身上尤其常见，他们会觉得自己给家人带来了负担，容易产生抑郁、自责自卑、退缩等不良情绪，严重的甚至还有自杀行为。

在这种情况下，一方面家人要对患者给予最大程度上的支持和鼓励，另一方面患者自己也要走出责怪自己的"牛角尖"，既然已经生病了，就不要追悔莫及，努力把疾病赶走才是当务之急。

- **不要过分关注自身感觉**

很多高血脂患者，一听说自己患上了高血脂，注意力往往会由外界转向自身，对身体方面的微小变化非常敏感，常常提出过高的治疗和护理要求。他们时刻关注身体的每一点变化，稍有异常，就容易产生紧张焦虑情绪。此外，由于对外在事务的关注度下降，容易让别人感觉自私和冷漠。

其实，作为病人，我们首先要记得自己是病人，该注意的事项一定严格注意。但另一方面，我们也要学着忘记自己是病人，让自己拥有健康人的正常心态，不要对头疼脑热之类的小疾病过于大惊小怪，这样才能拥有正常人的生活质量。

- **情绪波动不要太大**

很多因素都会影响高血脂患者的情绪，除了自身疾病引起的不适外，还包括治疗费用、对未来的不确定风险等，并且，随着治疗时间的延长和深入，情绪反应会越来越大，容易发脾气，看什么都不顺眼，这也是很多患者开始还能够配合治疗，可到后面心理抵触性就强的原因。还有些患者，尤其是老人对高血脂的危害知道得越多，越是害怕，尤其是害怕中风，怕自己半身不遂，惶惶不可终日，心理负担特别重，情绪波动也特别强。

如果你发现自己或者自己的亲朋好友有这样的心理情绪，就一定要尽量多掌握相关疾病的知识，让他们明确只要配合医生治疗，症状就会慢慢减轻，完全可以实现像正常人一样生活的目标。对于治疗花费，也要尽可能减轻心理负担，不要有毫无意义的内疚感，要懂得分清事情的轻重缓急，相对于身外之物的金钱，我们的健康才是最重要的。

- **多和别人交流**

不管你是一个多么明智的人，总有一些想得不对的地方，也总有一些情绪低落的时候，特别在你身体欠安的时刻，会显得更加突出。我总是提倡老年人尽量避免孤独生活，就是因为一个人长期处于负面情绪的话，对自己的身体十分不利，应该多与别人交流，把自己内心的抑郁或者是最近的收获告诉别人，别人就可以开导你，或者分享你的收获，而别人也许也可以从你这里得到一些宝贵的经验。

一个人患上病之后，很常见的感受就是内心烦闷，觉得自己与别人是不一样的，而且高血脂这样的疾病，并不是一个很好治的病。这个时候基本上大家的心情都差不多，害怕、郁闷。如果这个时候患者能得到开导的话，心情应该可以舒缓过来，但如果这种心情一直发展下去，对人的身体是很不好的。

我的一位患者，由于长期的独居，形成一种孤僻的性格，也不喜欢和人交流，每天都是自己一个人。我看到这种情况后就告诉他，可以向我或者是其他的病友们诉说，一定不要憋屈着，相信每个人都是乐意倾听你说话的。

长期的心理压抑容易造成抑郁症、持续性情绪低落、忧郁、心境恶劣，行动迟缓，精力减退，缺乏兴趣和活力，对周围一切事物都不感兴趣，对一切都没有一点热情，这样是非常不利于病情的恢复的。

这位患者在经过慢慢地开导之后，他开始慢慢地学着和病友们一起交流、聊天，后来，性格越来越开朗，对自己的病情也起到了积极的治疗作用。后来他告诉我，这次的病，改变了自己对以后生活的态度，这也算是因祸得福吧！

由此可见，不管一个人的内心多么强大，总有想不开的时候，大家不妨打开自己的心扉，多与人交流，这样还能促进病情的恢复。

这些方法可以帮更年期女性养心降脂

更年期，恐怕是全天下所有女性最不愿意度过的阶段。因为过了这个阶段就预示着女人开始逐渐衰老，内分泌也会产生巨大变化，女性身体出现很多的状况，不能进行及时调节的话会让疾病有机可乘，高血脂就是其中一种需要调节心情的疾病。

雌激素的分泌让女性在更年期前出现高血脂的概率低于男性。到了更年期后，卵巢功能减退，雌激素分泌大幅减少，失去了雌激素这把保护伞后，女性身体中的胆固醇就会升高，高密度脂蛋白反而会降低，使这个时期的女性更容易出现高血脂、发生动脉粥样硬化。很多调查都表明，停经后的女性患高血脂的概率会逐渐超过男性。

面对身体的这种变化，假如女性朋友不能进行良好的心理调适，就很容易形成身心疾病的恶性循环。为此，我们至少要做到下面这几点来防止这种事情的发生。

- **认同自我**

更年期的妇女,身体上最主要的变化是内分泌功能减退,其中较为突出的是卵巢功能衰退。这一变化或轻或重地引起体内一系列平衡失调,使人体功能系统的平衡性减弱,从而导致人体对环境的适应力下降,对各种精神和躯体变化都比较敏感,出现情绪波动。对于这种情形,更年期女性要有一个清楚的认识和足够的思想准备。要认识到更年期的变化是不以人的意志为转移的,是生命活动的客观规律。不管你的身份如何、职业怎样,都难以避免经历这个过程,想通了这点,建议女性朋友就不妨淡定一点面对这个事实,把它对你的负面影响尽可能降低。

- **适当宣泄**

虽然我一直在建议大家要保持一个平和的心态,这样才对病情的恢复是最为有利的,可情绪波动终究难以避免,为此,我们需要找到合适的途径宣泄。善于宣泄情绪的人,往往身体更加健康,而不善于向外宣泄的人,则往往造成身体上的损害。更年期妇女精神稳定性差,情感波动大,心理容易失衡,自我宣泄在这一时期就显得非常重要。至于宣泄的具体途径则因人而异,它可以是用口头语言或文字倾诉,也可以是培养自身一些兴趣爱好。

- **适当劳动**

一般来说，女性到了更年期，正是将要退休或者已经退休的阶段，但我要提醒女性朋友，这一时期不要只顾着养身体，还要适量劳动。适量劳动包括体力劳动和脑力劳动，大脑的衰老和身体其他器官的衰老一样，取决于健康状况。坚持体力劳动可以防止肌肉、组织、关节发生废用性萎缩。同样，缺乏脑力劳动也会发生废用性萎缩，其表现为思维变迟钝，记忆力减退，精神萎靡不振等。尽管大家可能身体不适，但只要还没到失去劳动能力的阶段，最好还是让自己忙起来，做些自己认为有意义的事情，才能更有益身心。

- **陶冶性情**

众所周知，女性在更年期容易脾气暴躁、发怒，所以要特别注意自己性格上的陶冶。一旦出现了急躁、焦虑、忧郁和愤怒等情绪，一定要设法努力改善。只有培养起开朗、乐观的性格，用微笑来面对人生的这个阶段，才能为幸福地安度晚年打下良好的基础。

- **培养爱好**

对于任何年龄的女性来说，有自己的兴趣爱好，都是保持精神、心理健康的重要方面，对于处在更年期的高血脂女性患者来说更是这样。有些女性朋友没有兴趣爱好，一旦退休或离休，就会感到生活单调、枯燥，精神没有寄托，常常变得意志消沉，甚至以吃东西来打发时光，这样不但增加了热量的摄入，不利于高血脂的痊愈，而且，还会导致过早衰老。建议女性朋友积极选择和培养正常的兴趣爱好，比如琴棋书画、养花、钓鱼等，让自己顺利度过更年期这个特殊的阶段。

总而言之，高血脂作为妇女更年期最为常见的疾病之一，对这一时期的女性生活会产生很多负面影响。这种影响，有一部分是身体上的，但更多是心理上的，我也在此提醒女性朋友，千万不要忽略掉心理上的保健。

体力劳动者不要轻视高血脂，脑力劳动者不要盲目自医

我老家的很多乡亲，几乎都是从事体力劳动的，一辈子几乎不主动体检，即使自己有高血脂，但只要没有什么临床症状，甚至只要不影响劳动，往往就认为自己没有病，对待高血脂治疗的态度很不积极。

我一般会向他们反复宣讲高血脂持续发展，将会出现冠心病、心绞痛、心肌梗死、中风、半身不遂等严重后果，并用他们身边的例子教育他们，这多多少少让他们开始重视起了高血脂。

然而还有一部分患者，他们的父母或者身边的人患有与高血脂相关的疾病，并且因此而丧失劳动能力，生活不能自理，甚至死亡，他们在恐惧之下开始重视高血脂。尤其是当他们检查出来高血脂合并各种并发症的时候，会一下子变得特别害怕，害怕这些疾病会导致他们失去劳动能力，对自己和全家的生活产生根本性影响。于是，他们从一开始满不在乎的态度

一下子变成极度恐惧担忧了。这两种极端态度，当然都不好。

对于这类患者，我一般会给他们讲，高血脂是一种可以有效防治的疾病，而且需要长期坚持饮食调治、药物治疗，让他们消除恐惧心理，并能够坚持长久治疗。

总而言之，对于体力劳动者，他们要对自己的健康状况给予足够的重视，经常留心自己在体重、面色、大小便、睡眠以及饮食、精力方面的变化，如有不正常的表现，应该认真对待，早去医院检查，以免延误诊断和治疗。他们心理保健的重点在于学习掌握一些相关的医学知识，消除因无知而产生的畏惧感，保持乐观、平和的心态。

至于脑力劳动者，基本上是以脑力工作为主体的各行各业的知识分子，他们患病后往往是看些与自己疾病有关的资料，以求了解相关知识，明白自己病情的轻重。这本来是件应该值得鼓励的事情，但如果患者根据自己掌握的一点知识，就给自己治病就有点不合适了。因为医学是一门科学，不是看一点医疗资料就能治病的，所以我劝病人有病还是要请医生诊治。

对于现代社会的脑力劳动者要注意的是，当今生活水平相对较高，加上以往一直有"增加营养身体就健康"的片面认识，致使很多人摄入过量的肉、蛋等食品，非常容易形成和加重高血脂病情。如果高血脂的临床症状不是很明显的话，他们很可能因为工作繁忙，就忽视对病症的调治，这在很多脑力劳动者身上都特别常见。

对于这些患者，我往往不会给他们讲太多知识性的东西，而是动之以情，告诉他们必须要做到哪些方面，其中要做的心理保健就是应注意多"修身养性"。

很多脑力劳动者需要从工作及事业中获得强大的精神动力，因此很多人过于计较名利得失，为生活琐事过分损伤心神，这就容易让他们陷入抑郁、焦虑和紧张的状态，以致耗伤精气，损及心神，让高血脂更加严重。

所以，脑力劳动者在日常生活中，应该注意精神调养，合理地用脑，始终保持乐观畅达的精神情绪。还要逐渐养成百事不思、宁心静坐片刻的习惯，必要时让自己跳出紧张的精神氛围，使大脑得到充分的休息，生活在愉悦舒缓、充满活力的良好环境中，这样才能让自己保持更加旺盛的精力和良好的状态。

当并发症席卷而来，只有健康的心态才能战胜它

我们很多人都知道，像高血脂、高血压这样的病症，往往都不是单一病症，稍不注意，都可能引起很多相关的并发症，甚至远远严重于原本的病症。原本仅仅患上高血脂已经让人不太能接受了，再加上同时还有并发症的出现，就更加容易给人造成极大的心理压力。所以做好心理调护，对于已经出现并发症的高血脂患者格外重要。

所有医生都知道，病人的病情恢复，跟心理焦虑以及愤怒等情绪变化密切相关。他们更清楚，这些发病因素很难用药物治疗来解决，必须根

据病人的心理特征，施行有针对性的心理护理，从改变病人的心理因素入手，帮助病人建立自护模式，避免不利因素。这样才能让血压血脂保持稳定，避免严重后果发生。

可是，医生毕竟不可能一直跟着你，他只能给你建议，具体该怎样进行心理保健，大家还是要自己多上心，努力调节自己的心理状态，拥有健康的心态，为此我们需要做到以下几点：

一要拥有平和的心态。给自己的生活增添一些情趣，避免情绪激动，这些都是有效防止高血压、冠心病发作的重要措施。打打太极，练练气功，能让自己紧张的情绪慢慢舒缓过来，当你情绪激动的时候可以深呼吸或者心里默念数字，让自己冷静。平时要加强自身的修养，宠辱不惊，达到平和的心境。

而不少患者的好胜心很强，事事要走在前面，这一过程中不可避免要遭到挫折，引起很大的情绪反应，这就很容易让体内产生有害的化学物质诱发冠心病发作。我经常跟这些患者说要知足常乐，正确看待那些通过自己的努力达不到的目标，不要脱离自身条件去追求某些过高目标。而且还要承认自己身体目前的状况不够良好，不要逞强，一定要避免体力劳动和紧张的脑力劳动。

二要尽可能避免愤怒情绪。合并有高血压的高血脂患者，个性心理特点之一是遇到不顺心的事，特别是遇到不公平的事，容易怒由心生，愤愤不平，引起血压迅速上升。急躁易怒是高血压产生的重要心理根源，也是高血压久治成效不大的重要原因。这些患者要清醒地意识到，再好的药物，再好的医疗措施，如果不改变自己遇事易怒，甚至火冒三丈的脾气，要想收到明显的医疗效果是非常困难的。

三要改变某些兴趣爱好。例如，最好不看或少看比赛类电视节目；最好在旅游时，不要攀登高山；不要在游乐场玩惊险的游乐项目。这些电视节目和娱乐活动，容易引起人的兴奋激动，使情绪变化剧烈，导致血压迅速升高，造成脑血管意外。

四要坚持药用治疗和心理治疗一起进行。有一些高血压患者，虽然坚持服药，但血压经常波动很大，这其中一个非常重要的原因是患者不会自我调节，特别是不会自我心理调节。如果他们能做到这一点，病情一定会减轻，更好地促进和发挥药物的治疗效果。

也许在平时健康的状态下，你不会发现心理作用会有多大的影响力，然而，一旦你身体抱恙，积极的心理暗示就会对你的康复有重要作用。

所以有了并发症的高血脂患者，一定要在心里告诉自己：这一切都不可怕，只要自己能够保持良好的生活习惯，坚持适度的运动锻炼，再加上合理的药物治疗，自己的生活质量照样会有保障！

第六章
hyperlipidemia

预防高血脂
让自己和家人都远离它

"上医治未病",能将疾病扼杀在萌芽状态,让身体免受病痛之苦,是每个人的期望。对于高血脂这样的慢性病来说更是如此,它的预防范围包括了从孩子到老人的各个年龄阶段,关系着人一生的健康。而高血脂的产生一般多来自于我们不合理的生活方式,所以让它远离我们的最好方法就是从打造健康的生活做起,避开诱发高血脂的危险区域。这样,就不怕高血脂会找上你。

未病先防，有家族病史的孩子尤其不能排除在预防范围之外

*

前面我已经和大家谈到了，高血脂是一种隐形杀手，已经知道了高血脂所带来的困扰是多么让人烦心，可是我还是要说，它的危害仍旧没有被人们普遍认识到，很多人还是抱有极大的侥幸心理。因为高血脂对身体的损害是一个缓慢的、逐渐加重的渐进过程，高血脂本身并没有明显的症状，如果你不做血脂化验很难会发现它，很可能等你发现的时候，已经引发了其他一些更加严重的并发症。

鉴于高血脂的隐匿性，我在这里不厌其烦地再次告诫所有的读者：不管你现在的身体状况如何，请你一定要对高血脂提高警惕！高血脂患者如果同时有高血压或吸烟的恶习，就会加速动脉粥样硬化的进程，导致血管狭窄和阻塞。直到这个时候，才会表现出明显的症状，诸如头晕、胸闷，严重的则会突然发生脑中风、心肌梗死，甚至死亡，这无疑是不幸的。为了避免这些不幸的发生，我们每一个人必须要早做预防。

在美国，对于有高血脂家族史的家庭，医院会把该家庭2岁以上儿童也作为血脂检查对象。这样的儿童必须要及早地进行预防，并且要定期进行检查，以防止高血脂的出现。不过遗憾的是，目前在我国还没有这个规

定,这就需要我们每一个人自己提高警惕,加强防御。

一般你的父母双方中有一个人患有高血脂或高血压,那么你的患病概率大约是50%。如果不幸父母双方都患有高血脂或高血压,那么你患病的概率将会达到75%,从中我们足以看出这种心脑血管疾病的遗传性有多大。

以前我们总认为高血压或是高血脂是成年人,甚至是老年人的"专利"。不幸的是,现在越来越多的事实告诉我们,这些病有了低龄化的趋势,并且这种趋势越来越明显,这就意味着高血脂也会发生在孩子身上了。

除了以上提到的有家族史人群和儿童外,还有一些人群也是要特别注意的。比如说,已经患有冠心病、脑卒中或者周围动脉粥样硬化疾病的病人;有高血压、糖尿病的病人,身材肥胖者以及吸烟者;有冠心病或者动脉粥样硬化家族史者,尤其是直系亲属有早发病或早病死者;还有长有黄瘤或黄疣的人,这些人一定要经常做体检,化验血脂;40岁以上的男性和绝经后的女性,这部分人也是高危人群,也应该尽早地预防。

对高血脂进行预防,最重要、最科学的手段就是定期检查。对于普通人来说,我建议每两年检查一次血脂;40岁以上的中老年人每年检查一次;而高危人群和高血脂患者就必须听从医生的嘱咐,定期检查。

最后,我再次提醒所有的读者:如果你不在以上提及的人群中,并不代表高血脂不会发生在你的身上,这不是危言耸听,一旦你的生活习惯不科学,高血脂可能就会找上你,只有做好预防工作,才能把高血脂扼杀在萌芽状态。因此我们每一个人,都要提醒自己,养成科学的生活习惯,预防、远离高血脂。

警惕高血脂六大"危险因素"

每一种病症,它的产生都是有原因的,这些因素其实就存在于你日常生活的每一个细节之中。高血脂同样也不例外,接下来我们就看一下哪些因素是引起高血脂的"危险因素"。我把其归结为六大危险因素。

- 吸烟

我们都知道,吸烟有害健康,可是很多人依然离不开它,一步步地把自己引入疾病的深渊。要知道香烟中的有害物质并不是直接性的,而是会逐渐地损伤机体血管的上皮细胞,从而扩大上皮细胞间的缝隙。当血液流经这段有缝隙的血管时,血液中携带的脂肪就会掉落在上皮细胞的缝隙中,逐渐地在血管壁内沉积,时间久了,高血脂离你就近了。

- 高血压

为什么说高血压和高血脂总是被称为"难兄难弟"呢?原因就在于过高的血压会使你血管的上皮细胞发生变性、功能减退,从而让血脂伺机进入血管壁。想想看,长时间的脂肪堆积,血脂能低吗?

- **高密度脂蛋白胆固醇过低**

高密度脂蛋白胆固醇能够在血管壁内外自由往来，于是就可以把已经填充在你血管壁中的血脂重新清理搬运出来，从而逆转血脂在血管壁中沉积的过程，降低血液中脂肪的含量。可是你的坏习惯，比如吸烟、缺乏运动就会使其含量减少，你愿意看到这种结果吗？如果不愿意，那就行动起来吧！

- **有心脑血管疾病的家族史**

有些因素是你自己可以控制和改变的，可是有些，是你与生俱来不能改变的，比如说出生于一个有早发冠心病家族史的人，那么就一定要多检查，做到常预防，早发现，以防因为先天性血管内壁功能不好而导致高血脂的发生。

- **糖尿病**

糖尿病对血管壁上皮细胞的危害程度与冠心病不相上下，并且糖尿病人胰岛素不足时，体内脂酶活泼性减低，经常有游离脂肪酸从脂肪库中动员出来，使血中甘油三酯及游离脂肪酸浓度增高，易导致动脉粥样硬化，从而伤害到你的身体健康。

- **年龄**

年龄的增加是任何人都无法阻止的。不管你是谁,都无法抵御岁月的流失。随着日渐老去,血管上皮细胞的功能也会随之发生功能性退化,当男性超过 45 岁、女性超过 55 岁,你就要注意积极防治了,你要相信,提前防御会让你患病的概率降低很多。

凡是有以上危险因素的人群,都应该高度关注自己的血脂情况。高血脂发病是一个慢性过程,只有从多方面加强防御才能把疾病抵御在我们身体之外。

吃决定健康,改掉不规律、不科学的饮食习惯

———— * ————

我从接诊的众多病人中,发现了一个惊人的相似现象,那就是他们大都饮食不规律、不科学,并且不仅年轻人这样,中老年人也有这种趋势。

当然,这也有社会因素,不仅仅是个人原因。现在社会竞争越来越大,人到中年,压力自然也与日俱增,加之工作紧张,缺乏运动,生活饮食不规律,食用高脂肪食物较多,就很容易造成高血脂。而中老年人高血脂的形成,其实也是长期饮食营养不合理,以及不注意适度运动所导致的。为防患于未然,高血脂的预防应该从青年时做起,从培养良好的饮食习惯开始。

那么,我们又该怎么做才能培养自己良好的饮食习惯,从而达到预防高血脂等心脑血管疾病发生的目的呢?

首先就是要保持热量均衡分配。不要对某些食物"无动于衷",也不要对某些食物"亲密无间",切忌偏食、暴饮暴食或塞饱式进餐,改变晚餐丰盛和入睡前吃夜宵的习惯。每逢节日,医院肠胃科接诊的病人就会成几十倍地增长,医院犹如火车站售票窗口一样"繁荣",这都是暴饮暴食的结果,对于高血脂病人来说,暴饮暴食绝对是一大忌讳。

前些天一次公司职员体检中,一位刚刚27岁的小伙子把手往抽血台

上一放，针管抽出来的血液，让众人开眼了——他的血分成两层，有一半是油。抽血变成了抽脂，小伙子目瞪口呆，哭笑不得，在场的医生也是一脸的无奈。

当我问及他最近一段时间的饮食与生活习惯之后，才恍然大悟。原来在世界杯期间，作为铁杆球迷的他在外吃夜宵、喝啤酒的频率猛增，吃了10多天后，肚子不舒服了，借这次体检也想看看自己出了什么毛病。结果抽出的血经化验后，确诊得了胰腺炎，血脂浓度竟然是正常人的8倍。

其实作为医生，对于那样的血液，都已经见怪不怪，看得"麻木不仁"了。上面脂肪下面血这样的状况，最近几年越来越多，以"三高"、肥胖人群居多，其实造成这样结果的原因，正是人们的饮食结构问题。

对于有同样情况的患者，我希望你一定要引起重视。因为单纯的高血脂还不可怕，可怕的是高血脂导致的高血压、糖尿病，甚至脂肪肝、胆石症、胰腺炎等疾病，它们才是最可怕的。

另外，现在的人吃饭讲究精，讲究细，认为这样才是最好的、最有营养的。在这里我要很明确地告诉你：这种思维观念是错误的！日常饮食中的主食应该以谷类为主，粗细搭配。细粮中可适量增加玉米、莜面、燕麦等成分，保持碳水化合物供热量占总热量的55％以上。同时适当地增加豆类食品，提高蛋白质利用率，以干豆计算，平均每日应该摄入30克以上，豆腐干的话，应该摄入45克，豆腐的话，摄入75～150克就可以了。这样的膳食结构，才是比较科学合理的。

最后值得一提的是,现在出现的一种绿色无毒无副作用的保健品——水苏糖,它在人体内可以防止脂肪类物质在肠道的过分吸收,降低低密度蛋白合成,从而能有效防治高血脂,所以我向大家推荐它。

总的来说,预防高血脂的饮食主要是要以清淡为主,平时要注意多喝水。只有养成良好的饮食习惯,才能尽最大的可能预防高血脂,保持自己的身体健康。

好的生活习惯等于成功了一半

———— ✱ ————

高血脂的形成是一个长期的过程，在初期多数是没有临床症状的，也不知道它什么时候会找上我们。我们只有培养自己良好的生活习惯，用科学的生活方式来进行积极抵御了。

通过对近五年的接诊人群统计，我发现目前患高血脂的人数快速增长，并且年龄分布也进一步提前。健康体检中心的数据也支持了我的这一发现，几乎每五个体检的中青年人中就有一人血脂超标。这是一个多么可怕的数字啊！

尤其是现在的都市白领，由于生活节奏快，工作压力大，饮食不规律，缺乏运动，约40%的人都是高血脂。更为严重的是，很多年轻人都不知道自己血脂高，当他们发现自己已经是高血脂的时候都是一脸的茫然和无辜："我怎么可能得高血脂？"

其实，高血脂的年轻化是必然的趋势，除去遗传因素这个不可控制的原因，现在年轻人不健康的工作方式、生活方式和不合理的饮食、生活习惯等都是引起高血脂的因素。

我们都知道现在的年轻人本身就工作压力大，工作忙碌，使得身体锻炼的机会和次数变少，体质减弱，再加上吸烟、喝酒等不良饮食和生活习惯，从而导致血液黏稠、血脂高。而且年轻人一般精神状态上都是高度紧张或过度焦虑。所有这一连串的因素加叠在一起就会引起或者加重高血脂的发展，导致冠状动脉痉挛，更成为心脏病的诱因。

要想将高血脂的危害降到最低，最重要的是早期预防。现在的年轻人总是拿健康换金钱，中青年时的过度消耗与透支，可以让组织器官提前衰老，过早地发生老年病，而等到六七十岁才开始注意时，已经太晚了，因为各脏器组织的衰老已不可逆转，所以预防要从中青年开始。也正是这个原因，我只要接诊中青年人，就会很严肃地告诉他们，如果不在乎日常生活细节，不养成科学的生活习惯，拿现在的健康换取金钱，不良影响在未来一定会加倍地还回来的。

那么如何才能养成科学合理的生活习惯呢？在具体告诉大家之前，我先向大家普及一下高血脂的预防级别吧。

高血脂的预防一共分为三个级别：

一级预防是针对高血脂的易患人群设定的，目的在于帮人们纠正造成高血脂的危险因素。这类人群包括中老年男性，绝经后的妇女，有高血脂、冠心病、心脑血管病家族史的健康人，各种黄色瘤患者以及超重或肥胖者。这类人群要注意自我保健，积极治疗可引起高血脂的疾病，如肾病综合征、糖尿病、肝胆疾病、甲状腺功能减退等。

二级预防是针对轻、中度高血脂患者设定的，目的在于督促患者积极治疗，以预防高血脂并发症的发生。这类人群要进行饮食治疗、适当锻炼、戒烟、药物治疗。

三级预防是针对已经患上了并发症的高血脂患者而言的，目的在于帮助这些患者及时控制病情发展，使病情得以稳定。

大家处在不同的预防级别，就要有所侧重地去行动，不过整体还是要掌握以下几点。

首先应该注意适当休息，生活要有规律，一日三餐要尽量定时定量，尽量减少不必要的应酬，不可暴饮暴食。

其次要注意坚持锻炼身体，坚持时间要长一些，不要"浅尝辄止"，只有这样才有利于提高心肺功能、改善睡眠质量、提高工作效率，才能起到锻炼的作用，达到预防的目的。在这里我提倡大家做全身运动，这样可以使身体的每一个部位都能得到锻炼。比如：做操、散步、跑步、太极拳、练剑、气功、游泳、跳舞等。

当然，良好的心态对于身心健康的作用也是不容小觑的。如何确保自己的身心健康呢？那就是要保持心情愉快，避免情绪激动和各种负面刺激，胸怀要宽阔，待人要"宽容"，不论遇到什么事情一定要做到"得意淡然，失意泰然"，要"自得其乐"，千万不要"自找苦恼"。笑口常开才能健康常在，这话一点也不错。

最后还有一点，就是注意合理饮食，多吃蔬菜和水果，主食之中应搭配部分粗粮，禁忌烟酒。

只有让自己养成良好的科学合理的生活习惯，才能让高血脂的病因无处可生。如果你能做到上面的各项注意细节，就不怕高血脂会找你。

排便问题需重视，两天不排便，毒素生、血液糟

———— * ————

大家不要觉得排便这样的话题不雅，其实是否能够顺畅排便，也是衡量身体健康状况的重要标准之一。

在中医的认识里面，排便是很有考究的，认为"频泄则耗气，强忍则大肠火郁"。我国唐代的神医孙思邈说过"忍大便，成气痔"。气痔是中医的一种病名，症状主要是肛门部位肿突，大便难而血出，腹部胀满，甚至有时候会形成脱肛而且很久都不能入，相当麻烦。

正常情况下，每24小时内应该有1～2次的正常排便，每次时间不超过5分钟，这才是正常的排便。一般情况下，粪便如果在24～48小时内不能够及时排出的话，对身体是非常有害的。

大家想一想，我们的体温是三十六七度，要是在炎热的盛夏，我们把生肉放在外面大马路上会是什么结果？肯定要不了多久肉就会氧化腐败，滋生无数细菌。所以我们吃下去的食物消化之后形成的渣滓没有及时排出，在身体里超过24小时的话，后果真的不堪设想。如果便秘，超过48小时还未能排便，我们的身体中就会产生30多种毒素，如醛、酮、过氧化脂质以及多量的胆固醇等物质，被人体肠道重新吸收，进入循环，伤害我们的细胞和体内的五脏六腑，时间长了，也就滋生出无数疾病。

但很多人还是认为便秘是小问题。从表面上看,排便不畅,患者直接的反应顶多是排便用力或者蹲便时间过长,其实不全是这样的。长时间排便会对心脏造成过重的负担,对于患有动脉硬化、心脑血管硬化的人群,尤其是中老年人,使其出现意外的可能性增大,因为用力排便直接增加了心脑血管的额外负担,所产生的后果就是血压瞬间升高、脑血管供血不足,甚至出现心脏骤停、脑血管意外的现象。每年因便秘而发生意外的就诊人次不在少数,排便后自感不适的人士更加数不胜数。所以,远离危险,应该从建立通顺的排便习惯开始。

我经常会建议高血脂患者养成每天早上定时排便的好习惯。每天早上定时排便,肠道会养成条件反射,每天到这个时候自然会引起便意,体内的垃圾就会定时排泄出来,对身体健康有益,不会引起便秘。

一般腹部突出,也就是"枣核形"肥胖的人和高血脂患者,大多数都有便秘,这些人群非常有必要通过适宜的饮食和运动,让排便规律化,最好每天一次。而且还要多喝水,让粪便软化排出体外,分解的脂肪和杂物排出后,会让人体产生轻松感,促进体内机能的循环,从而达到减肥和降脂的效果,避免很多导致严重后果的隐患出现。

定期体检是隐形杀手的"照妖镜"
———— * ————

预防高血脂，其实没有那么困难。对于我们现代人来说，定期体检就是一个很便捷的途径，这样可以及早发现征兆，及早做出合理的处理措施，从而将高血脂扼杀在萌芽状态。

我有一位邻居才32岁，其母亲有高血压病史，他自己有偶尔抽烟、每天至少固定喝一罐啤酒的习惯。因为知道自己母亲的病史，所以他也对自己的身体状况很注意。有一次他无意中跟我谈起，最近一段时间总是偶尔会头痛，而且颈部酸痛，不过倒是没有其他不适。我建议他进行一次全身健康检查，检查结果让他惊讶不已，血压150/104mmHg（正常值是80～120/60～90mmHg），胆固醇235mg%（正常值是150～220mg%），三酸甘油酯2259mg%（正常值是20～150mg%），而且体重超重。

当然，一次偶尔的血压高，并不能代表就是高血压患者，但是像我的邻居这种血脂偏高、血压高，除了自身家族病史，本身又有抽烟、喝酒习惯的，是罹患心脑血管疾病的高危险群。

我在他检查后告诉他，除了需要立即处理高血脂的问题外，还要从日常生活中着手，做好饮食管理，建议他将抽烟、喝酒习惯戒除，并养成适度运动习惯，定期测量血压，就最终能将高血压的威胁降至最低。

很多人是在无意中发现血脂高的。为了防患于未然，结合我的经验，在这里给大家一些建议：如果有高血脂家族史、肥胖、高血压、皮肤黄色瘤或已有冠心病、脑卒中、糖尿病、肾脏疾病、长期高糖饮食的读者，一定要养成定期检查的习惯，这样比较容易在有征兆的时候或者在早期就能够发现，得到及时有效的治疗。请读者一定要记住，没有感觉不代表没有疾病，定期检查、早期诊断、早期治疗是阻击这类病症最好的办法。

对于高血脂这种无形的杀手，世界卫生组织建议正常人应该每2年检查一次血脂，而40岁以上的人应每年检查一次血脂。我建议那些体形肥胖者，长期吃糖太多，长期吸烟、酗酒，习惯静坐，生活无规律、情绪易激动、精神常处于紧张状态的人，或者已经患有心脑血管疾病，如冠心病、高血压、脑血栓及已患有高血脂的病人或者有黄色瘤的病人，应该在各医师的指导下定期地做体检，以便及时根据自身实际情况及早做出预防措施。

定期体检不仅能及时发现体内血脂的异常变化，还能及时对自己的生活方式、饮食等做出相应调整，定期监测高血脂人群的治疗情况，无疑是预防高血脂的最佳途径。

特殊人群如何预防高血脂

老年人要善于运用降脂知识引导健康生活

对于老年人来说，随着年龄的增长，各器官和组织的机能都会出现不同程度的衰退。毫无疑问，自身的血脂代谢也会受到影响，而且随着物质水平的提高、运动的减少、摄入过量的高脂肪食物等，都会造成现在的老年人高血脂的发生率要远远高于过去的老年人。我们老年人作为一个特殊的群体，其血脂异常也有独特性，与年龄、性别、自然环境、饮食结构和生活习惯等密切相关。

很多医生也因此提醒老年人："不管你有没有高血脂，请你一定要了解它，它随时都有可能找到你！"当然，我们都不希望自己有任何的疾病缠身，但是人吃五谷杂粮，怎么可能一辈子都不得病呢？没有疾病是我们最希望看到的，而最可悲的是有了疾病，我们自身却对其一无所知。

去年春节期间，我就眼睁睁看着身边发生了一幕悲剧，我们小区50岁的张先生患脑梗塞，辞别人世，令人痛惜。他的去世，最主要的原因就是疏于保养。他生前就患有高血压、高血脂、动脉粥样硬化，按照我的判断，他出现心肌梗死是不可避免的。但如果他平时能控制血压、降低血脂，悲剧本是不会发生的,至少可以往后推上十几或者几十年。所以我很感慨:许多人不是死于疾病,而是死于无知,是对养生知识的无知。我讲这个故事就是希望老年人群一定要警惕高血脂,不得掉以轻心,老年人机体毕竟不如年轻人,一旦发病,后果很难想象。

现在,我就跟大家普及一个基本的常识,以便大家知道自己在哪个年龄段该怎么注意。

男性血清总胆固醇和低密度脂蛋白胆固醇从 20 岁以后稳定上升,一直到 64 岁左右开始缓慢下降;甘油三酯在成年期后呈持续上升趋势,50~60 岁开始下降。而女性血清总胆固醇和低密度脂蛋白胆固醇在 25 岁后缓慢上升,绝经期后上升较快,60~70 岁时达到高峰;甘油三酯成年期后持续上升,70 岁以后开始下降。

随着年龄的增长,心血管系统和其他脏器会明显受到高血脂的拖累,毕竟这些器官退化之后各项功能明显下降,这个原因也致使老年人因血脂异常所致的冠心病、脑卒中等疾病发生率高于青年人或中年人。同时还要注意的是,血脂异常还可能加重老年痴呆。

一般来说,患有高血脂的老年人要从日常生活中控制血脂,防止其过高,至少要控制在一个较为稳定的低水平。那么如何在日常生活中进行控制呢?

首先就是我们日常的饮食。这包括两个方面:控制高胆固醇食物的摄入,多吃一些有降低胆固醇作用的食品。

其次就是锻炼身体。可以选择一些适合自己的运动项目坚持下去,毕竟老年人没有年轻人那么多工作上的干扰。

此外还要勤于用脑，千万不要以为退休了，就连自己的大脑也"退休"。要知道人的大脑只有体重的2%，却在消耗人体20%的热量，勤于用脑，尤其是老年人，对于减少体内脂肪堆积，降低血脂是很有利的。

对于40岁以上的人，我建议你们在每年的健康体格检查时，都加上血脂检查这一项目，用以评定自己在日常生活中控制血脂过高行动的效果，如果发现自己有高血脂的迹象，就需要配合其他治疗了。

"溺爱"会变质，不能将孩子的饮食托付给快餐店

作为一名医务工作者，当我看到很小的儿童也患上高血脂的时候，是极为惋惜的，小小年纪就被病魔纠缠，很是令人心痛。可是近些年我却明显感觉到，小孩子患上高血脂的队伍一天天在壮大。

不过，这不能归结于孩子、家长单方面的错误。我国目前受到传统思维的影响和限制，对幼龄儿童的血脂检查，几乎是一个空白，所以这是我们双方的失误。几乎所有的家长都不会主动请医生为孩子做这项检查，除非孩子早早被发现得了1型糖尿病、肥胖病、肾病、黏液性水肿及黄色瘤等疾病；而医生一般在给儿童做常规的检查时，一般不会做血脂检查，除非有一些迹象显示他们需要。

有鉴于此，医院的很多专家都呼吁，从预防的角度出发，也是为了更好地关注儿童身体状况，只要父母都有高血脂、高血压、糖尿病、家族性

高脂血症或肥胖病，就应主动请医生给孩子做一次血脂检查，这对儿童的心脑血管疾病治疗及早做必要的干预很有意义；而作为医务工作者，一旦发现有一点可能的迹象，就一定要建议父母带孩子做一次血脂检查，以便早做预防。

儿童血脂异常通常有两种情况：一种是先天性的，也就是有家族史，有遗传基因。这种情况治疗起来较为困难，药物效果也不是很好，当然这种情况是他们自己没有办法改变和选择的，只有求助于专业的医务人员。而另一种则是后天得的，可控制的。那就是因孩子们的不良生活方式所导致的脂代谢异常。临床上，这种情况是占大多数的。

那么，导致孩子们早早患上原发性高血脂的不良生活习惯有哪些呢？我梳理了一下引发儿童高血脂的诱因，主要还是饮食上的问题。很多家长都非常注重孩子的饮食，保证让孩子吃得好，但至于怎么吃才算吃得好，家长们常常陷入误区。在这里我就和大家分享一下家长们常常陷入的误区有哪些。

- **"快餐店式"饮食**

"我儿子最爱吃肯德基的炸鸡腿和薯条，每星期我都至少带他去两次。"一位患者的妈妈告诉我，因为他们夫妻的工作都很忙，正好小区附近就有肯德基，所以他们一般选择午饭时去那儿吃。

很多其他家长也是这么做的，我想要郑重地告诉家长们：如果你真的为孩子的健康着想，千万不要把孩子的饮食"推给快餐店"，哪怕给孩子炒个简单的白菜豆腐，也比吃快餐有利健康；还有，心一定要"狠一点"！孩子不吃健康食品、不吃蔬菜水果，就要设法让他吃；孩子不运动，早晨拉他起来，带着他跑步，不管是哭还是耍赖，家长都不要心软，要知道，你现在天天带他去快餐店，就等于将来让他天天去药店！

- **"溺爱型"饮食**

现在的孩子们几乎都是独生子女，父母们对子女的要求几乎是百依百顺。甚至在知道这些饮食对子女的身体健康不利的情况下依然不愿意、不舍得违背孩子们的意愿。

"妈妈我渴了。"小孩子扯了扯妈妈的衣襟，"我要喝可乐。"

妈妈从提包里拿出一瓶喝了一多半的可口可乐递给儿子，半是慈爱半是抱怨地说："这小子，连水都不喝，渴了就喝这些饮料，还爱吃奶油蛋糕、冰淇淋，又不爱动弹，没事就往床上一躺，撵都撵不出去，你说能不胖吗？"

不要感到可笑，这是发生在我接诊室里的真实一幕，是我按照惯例要咨询孩子生活习惯时所发生的，我听到这样的对话之后，对导致孩子出现高血脂的原因已经一清二楚了。

儿童患高血脂的情况现在非常令人担心，不过还是有好消息告诉这些儿童家长的：儿童患高血脂状况随着儿童健康合理饮食的转变是可以逆转的，但进入后期往往就难以逆转了。

通过对我们医院的病例记录以及治疗效果来看，动脉硬化的早期阶段在10岁左右出现，此时孩子的血液中可能就存在着高胆固醇。如果在儿童期至青年期，能够使血浆低密度脂蛋白下降25%，那么动脉硬化、冠心病的发生率就可以减少一半。因此，及早发现儿童高血脂，并对孩子们的生活方式进行干预，做好早期预防和药物治疗，就能够有效地控制孩子们的血脂异常。

怀疑自己的孩子可能发生血脂异常的家长，在进行早期筛查、早期干预时应该以四种情况作为观察指标进行判断：

阳性家族史

膳食和营养不科学

运动不足

肥胖或超重

一旦发现孩子出现以上4种情况中的任何2项或2项以上，就一定要进行血脂检查，并定期复查；如果存在上述4项中的任何一项，我建议家长们带领孩子进行血脂化验，即使化验结果显示血脂水平不高，也会告诫家长们及早开始相应的干预，改变孩子们不良的生活方式和行为，要求孩子们做到"多动、少吃"，家长不但要为孩子的平衡膳食把好关，还要"狠狠心"，帮助他们尽量远离洋快餐、自助餐。

我们总是说，儿童是祖国的未来，这不是一句空话，一个口号。不管是我们医务工作者还是家长们，都不愿、也不能眼看着现代的孩子们一个个都成为小病号，我们要有责任心去保护好我们的下一代，维持好儿童的健康，远离病魔的困扰，让他有一个良好的成长环境。换句话说，其实就是预防高血脂,需要从你我做起,从儿童抓起。

做个好男人,告诉更年期的她要注重这四方面

当有人问你,女性最不想被别人问及的问题是什么,你肯定会回答:年龄。没错,问女人的年纪可是很不绅士的,几乎每一个女人都很在意自己的年龄,尤其是到了更年期的女人。

对于全天下所有女性来说,更年期都是相当难过的。相信很多人可能会注意到这种情况,或许它就发生在你周围。女性绝经前,雌激素能改善血管弹性、降血压,使血管不易硬化和阻塞,所以这个时期的女性患心脏病、突发中风的概率要低于男性。不过,到了更年期后,由于卵巢功能减退,雌激素分泌也大幅减少,胆固醇就会升高,高密度脂蛋白降低,这个时期的女性相对于男性来说反而更易发生动脉粥样硬化。所以,停经后的女性患心脏病的概率会明显上升,这也是我们会说更年期的女性更容易受到高血脂困扰的原因。

美国心脏病协会早就指出,美国约 2/3 的女性猝死就是因为冠心病。同时,过了更年期,女性患高血压、糖尿病、高血脂的概率就会增加,我在此也呼吁广大的男同胞们,在你的另一半需要度过更年期的时候,给予她们更多的爱和安慰吧,这样更有助于她们逃避高血脂的魔掌。

那么,更年期女性该怎样才能避免自己出现高血脂呢?我们主要可以从下面四个方面入手。

一是少吃高脂肪、高胆固醇食物。 如今大家的生活水平都提高了，在饮食上难免会摄入过多的脂肪和胆固醇，为了预防高血脂，处于更年期的女性更要控制饮食中脂肪和胆固醇含量高的食物，选择低胆固醇食物，多吃蔬菜、豆制品、兔肉、海蜇和鱼类，尤其应该多吃富含纤维素的蔬菜，这样可以减少胆固醇在肠内的吸收。

二是控制体重。 女性到了中年之后往往都会发福，当然我们不要求大家像少女一样身材苗条，但是也不能过度肥胖。而且超重的女性还要逐步减轻体重，不过不宜减肥过快，否则会让身体不舒服。

三是加强体育锻炼。 在所有运动中，快走是更年期女性最应坚持并且效果最佳的运动。所谓快走，就是在12分钟内走完1公里。对于处于更年期的女性来说，如果能做到每天快走45分钟，那么中风的概率可以减少40%。每天快走30～60分钟，其预防中风的效果与慢跑、打网球、骑脚踏车等较激烈的快节奏运动是相同的。

当然，虽然我说运动可以降低和预防高血脂，可这也只是对于初期的高血脂患者来说的，如果不幸你已经处于更年期，并且在此之前已经患上高血脂，不仅要注意这些，更重要的是，你还要及时地服用相应的降脂药物进行有效的治疗。

四是要避免过度紧张。 我们都知道，很多更年期的女性就像是一个炸药包，随时都有可能爆炸。这当然有生理上的原因，需要女性朋友自己进行心理上的调适，因为情绪过度紧张以及情绪波动，都可以引起高血脂。

降脂不分胖瘦

不要以为瘦了就可以高枕无忧

在我们大多数人的意识中,高血脂是那些胖子们的事情,自己身材苗条,所以和自己无关。还有一些人会说:"我每天清茶淡饭,不吃油腻,为了拥有一副苗条的身材,远离肉食,脂肪不沾,高血脂更与我无缘。"这是真的吗?如果你这样想的话,终有一天你会后悔的。

要知道,食素并不能预防高血脂。不信可以听我给你讲述一个病例。

身高172厘米的董小姐体重只有49公斤,为了保持体形窈窕,她几乎天天素食。然而,在年终体检中,董小姐却被查出了高血脂。这一诊断结果着实让董小姐百思不得其解,她拿着医院的诊断书,对着我不停地说:"大夫,我那么瘦,怎么也会有高血脂?是不是你们检查出错误了?"

这就是我所说的人们常陷入的误区。不少人把"血脂偏高""胆固醇异常"等看作是多吃少动带来的"富贵病",觉得瘦人和素食者肯定与这些"富贵病"绝缘。很遗憾地告诉你:不要让这种思想害了自己!

不久前的一项调查显示,瘦人不经常运动,胆固醇就会和胖人一样高。在这个调查中,我们将150名男性分为3组:56人体形偏瘦,每周做

3次有氧运动，如跑步、骑车等；56人同样体形偏瘦，但不运动；另外38人是没有运动习惯的肥胖者。调查发现，虽然两组瘦人的体重和身高相差不多，但有运动习惯的人体内总胆固醇和低密度脂蛋白胆固醇含量明显低于不运动的人，患心脑血管疾病的风险也最低。同时那些体形偏瘦，但没有运动习惯的人，虽然脂肪没有胖人多，但血液中的胆固醇含量和肥胖人相差无几，心脏病等疾病的发病风险与胖人无异。要知道心脏病与脂肪多少无关，而与胆固醇含量紧密相连。

另外，还有很多人会认为，吃肉是造成高血脂的原因。其实也不然，油脂摄入量长期超标，才是导致高血脂等慢性病发病的主要原因之一。在我看来，依靠长期食素来预防高血脂，非但起不到作用，还可能会弄巧成拙，造成营养不良、骨质疏松等其他问题。

大家应该明白了吧，身体并不是越瘦越好，我强烈建议那些体形较瘦的人，放弃自己原本错误的观念吧！建立正确的饮食习惯，调整饮食结构，学会科学合理的膳食搭配，选用有利于人体健康的煮、蒸、炖、煲、凉拌等烹调方式，少用煎、炸、炒等用油多的烹调方式。还要树立健身意识，养成良好的运动习惯。只要你有了健身意识，日常生活中的你就会发现，原来健身真的很简单，随时随地都可以做，比如爬楼梯、拖地等，这些都是不错的锻炼方式。

不过健身时，掌握好运动量和运动方式也是很有必要的，否则很可能会适得其反，还会打消你锻炼身体的积极性。我们可以尽量选择适量的、全身性的、有节奏的、非竞技性的运动项目，这样可以使全身各处都能得到锻炼，如做操、打太极拳、慢跑、长时间快步行走等。中老年人可以选择交谊舞、中老年迪斯科或扭秧歌等。

那么运动量呢？运动项目很好选择，但是如何才知道什么程度才算是"合适的运动量"？我们一定要明白：恰当的运动可达到预防的目的，反之，则会造成机体损害，促使疾病恶化。一般来说，运动量要因人而异，最好是能出汗又不会感觉太累，可根据自己的运动习惯、生活方式等灵活掌握。

至于运动强度，一般以心率来估算。告诉你一个很简单的计算大概心率的公式，很容易掌握。

中等强度运动的心率＝（220－年龄）×（60%～85%）。如果你已经50岁了，那么你的运动心率范围＝（220-50）×（60%～85%）=102～145次/分。一般可以在运动结束后立即数脉搏，测出每分钟的心率。然后可以对比公式来调节自己的运动量。按照这个公式，一般运动30分钟左右就较为合适了。

运动频率的话，每周应该不少于5次，每次控制在30～40分钟，在时间上以下午运动为好。

可别贪图"将军肚"的霸气，里面堆积的全是脂肪

很多人到中年，难免会"发福"，出现人们经常说的"将军肚"或者"啤酒肚"。在大多数人的意识里，一提到"啤酒肚"，就会觉得这些大肚腩是功成名就的象征。有些人感觉自己有一个大大的肚子，走起路来是多么地

有范儿、有派头，比那些看起来干巴巴的身板要"骄傲"得多；还有些人因为对"将军肚"见怪不怪，也就认为这是中年男人一个必经的阶段。可是，这种思想却是万万要不得的，因为"将军"可不是那么好当的，小心"有将军的型，没将军的福"。

关于"将军肚"的形成有很多种说法，仁者见仁智者见智。有人说源于营养过剩，还有人说是营养不均衡造成的。事实上，对于男人来说，当你处于不同的年龄阶段，引发啤酒肚的可能性也是有差异的。

比如说，青壮年时期出现的啤酒肚，往往是因为代谢失调，饮食不规律，缺乏运动，大量饮酒造成的。而人到中年之后，造成"将军肚"的因素就多种多样了：比如说如果你的睡眠质量差，那么荷尔蒙的分泌就会随之减少，而荷尔蒙的缺乏会使体内脂肪增加，加之缺乏锻炼，饮食不规律，这一连串的因素综合在一起就让你在不知不觉中变"将军"了；还有很多中年人长时间坐着办公、缺乏运动，加上新陈代谢降低，就很容易造成腹部脂肪囤积；我们在工作压力较大时，会饮食过量，导致消化不良，这也会造成体重超标；甚至也有人认为"心宽体胖"，胖起来就是无忧无虑的表现，我只能说，这只是你的"一厢情愿"罢了，尽快把这种思想从你脑中驱除去吧，否则你要"有忧有虑"了。

在医学领域，我们也把啤酒肚叫"腹型肥胖"，它是一不小心就会出现的。因为一般男人的体内大约有300亿个脂肪细胞，随着年龄的增长，这些细胞就会增重，这就使得几乎每一个男人在30岁以后，体重都要增加，加上他的基因、荷尔蒙和减慢了的新陈代谢，肥胖几乎是必然的。这也就是我们在一开始所说的,在我们的印象中,人到中年之后,很多人都会"挺起肚子"的原因了。

导致这种现象的原因,除了上述的这些生理上的因素外,另一个重要诱因是喝酒。我们一般认为少量饮酒有益身体健康,很多专家也都讲过酒可以软化血管,降低由高血脂引起的血栓发生概率。但是长时间过量饮酒就会降低肝脏对脂肪的处理能力,导致脂肪积于体内,形成内脏脂肪,如果继续严重下去,还可能引发脂肪肝、高血脂、高血压等代谢综合征,甚至导致猝死,后果还是很可怕的,我们要千万提高警惕,特别是处于或者即将步入中年的男人们。

总体来说,根据个人体质不同,啤酒肚的形成是有很多原因的,这就需要我们在给啤酒肚患者减肥前辨证分型。想要消除啤酒肚,你不妨尝试一下中医经络减肥法,这种方法是通过对穴位的刺激,以疏通经络的方式来调节新陈代谢从而达到减肥的目的。

中医经络减肥与其他减肥方法不同,具有见效快、标本兼治的效果,不仅能够减去腹部的皮下脂肪,也能减掉身体中的内脏脂肪,对于长期饮酒造成的脂肪肝、高血压、高血脂、脏腑功能失调等起到辅助的改善效果。通过食疗配合,能够自然使身体达到一个健康与平衡的状态。

最后,我还是提醒已经步入中年的男性,千万不要等身体出现病变后,才去主动了解啤酒肚的危害,也一定要清空自己脑海中的错误认识,平时加强体育锻炼,合理调节饮食,早早做好预防工作,以免增加肥胖带来的并发症。

职业不同，高血脂预防方法各有侧重

企业高管应酬多，饮食、锻炼别松懈

曾有一段时间，我以一名企业高管的私人医生的身份对他的健康进行了近一年的跟踪监测。有一件事记得很清楚，这件事也是我比较好奇的，相信大家对我的这个疑问也很好奇。有一次我对他说："我们在影视中常常可以看到企业家春风得意、满面红光、举杯碰盏、山吃海喝的场面，那是何等的潇洒，何等的风光，令我们常常羡慕不已。"结果，他的回答令我哭笑不得。

他无奈地说："这种应酬其实是迫不得已的，纯粹是出于工作需要。那饭你是必须吃的，那酒也是必须喝的，没有食欲也得往下咽，没有酒量也得打肿脸充胖子，这是商场的潜规则，否则，那足以让企业运转一阵的资金合同可能会像煮熟的鸭子，从盘子里飞走。仅凭这一点，那酒你能不喝吗？其实我们都是拿命来喝的。"

我们医院没有针对企业老板的健康做过专门的调查和分析，但在平时和他们的接触中发现，企业老板患高血脂、高血压和糖尿病等疾病，与同龄人相比有增高并且提早的趋势。

第六章　预防高血脂
让自己和家人都远离它

因为忙，没有时间休息，没有时间锻炼……长期的透支使一些企业家甚至身强力壮的青年企业家的健康都亮起了红灯。可悲的是，许多老板虽然看到了"红灯"，但仍没有"减速"的意思，也没有及时进行治疗。从病例的统计结果来看，影响企业家健康的主要因素并不完全是那些疾病本身，很大程度上在于不能及时治疗、饮食结构不合理、不能劳逸结合等。

相信很多医生都告诫过企业家，尤其是中青年企业家，一定要提高自己的健康意识，在及时治疗疾病的同时，还要加强锻炼，调整心态，养成有规律的生活习惯，如"遇事不怒、饮食吃素、饭后散步"等。

针对企业家因为"忙"无法改变生活现状的现象，我很担心，因为你现在没有时间休息，将来就肯定会有时间住院的。身体是革命的本钱，当身体再也熬不住时，再忙的事业也要停下来。

我已经接诊过很多这样的患者了，在他们的事业刚刚进入到腾飞的时期，却由于过度劳累而把自己的身体拖垮了，都是30多岁的年纪，却是高血脂、高血压等疾病缠身，不得不放弃蒸蒸日上的事业去耗费大把的时间休养身体。

其实这种被疾病拖垮的事情是得不偿失的，不如提前养成这样的观念：身体健康远远要比金钱事业重要。让自己全力打造一个科学合理的生活习惯，尽量减少应酬，多多锻炼身体，使自己有一个健康的体魄去迎接未来的美好生活。

中层白领工作忙,适当休息最重要

现代的年轻人,竞争异常激烈,工作压力大,为了房子、车子等不得不去拼命地挣钱,可是我还是想要给年轻的你一个忠告,不仅仅是以一个医生的角色,还是以一个父辈的角度:"钱"途诚可贵,健康价更高!

据我们医院的抽样调查结果显示,约有43.5%的年轻白领们患有高血脂和脂肪肝。这些是人体脂质代谢异常所造成的,对健康最大的威胁就是会使人过早出现动脉硬化、冠心病、脑梗塞、糖尿病等多种疾病。

我知道现在的很多中青年白领工作忙、应酬多,甚至常暴饮暴食、烟酒无度。这虽然是你们生活的常态,大家都这样,似乎不足为奇,但一定要提醒自己,这样做很容易造成精力、体力严重透支,抵抗力下降,血压、血脂升高,心脏负担加重,严重的时候,可能会引发心梗。

况且高血脂与脂肪肝关系最为密切,宛如"孪生兄弟"。我有一位担任客户经理的患者,平时应酬繁多,不但无肉不欢、吃喝无常,还贪杯嗜酒,经常一醉方休。35岁的他还早早就长出将军肚,跻身"三高"人群,得了脂肪肝。

几个月前他来到我的诊室,跟我说自己想通了,钱可以少挣,但是身体一定要保护好。我告诉他,想要预防脂肪肝,就一定要注意合理饮食,适当运动,改变不良生活方式,预防早期脂肪肝发生。

像他这种已经患上脂肪肝的情况,最好的解决办法就是尽早治疗,戒酒限食,合理运动,经常体检。经过一段科学的合理的系统调节之后,就会让自己的情况出现大的好转。

另外，年轻白领或者社会精英阶层都有熬夜的习惯。平时工作太忙，就牺牲睡眠时间来做白天没有做完的事，殊不知这种"过劳"状态对身体非常不好。在这里给你一个提醒：一定要保证自己的睡眠，无论你的身体现在好坏，都要坚持定期进行体格检查，测量血压，防患于未然。

和大家说了这么多你们自身的现状，但究竟要怎么做才能让自己远离高血脂或者降低自己得高血脂的风险系数呢？

首先就是希望你们能管住自己的嘴，在饭桌上不要看到什么就吃什么，有些食物浅尝辄止即可，少吃动物脂肪，少吃甜食，饮食以清淡为宜，一定不要饮酒过量。

其次就是老生常谈的话题，要合理地改善现在的生活方式，适当减肥和戒烟。当然还要控制喝酒，为了自己的身体健康，希望你们尽量少喝，甚至不喝。

最后就是要适当地进行有氧运动。在此也提醒各位白领不要自作主张吃药，要听你的主治医生的安排，进行合适的药物治疗，这样好早日恢复健康身体。

我跟很多白领患者都说过，不管你的生活处境怎样，不管你的压力有多大，也不管你的职位有多重要，一定要明白的是：钱不多可以慢慢挣，身体一旦有恙了，即使慢慢调理好了，也是得不偿失的。再简单不过的道理，但总是有人不够重视，大家千万不要干那些后悔莫及的事情。

公务员预防意识差，多多运动才健康

和企业高管一样，我的患者中公务员也占了相当大的比重。早在2010年，广东省委保健委员会办公室曾对广东省8000多名高级公务员进行了大型体检，结果显示，体检者大多处于亚健康的灰色状态，其中高血脂、高血压检出率分别高达49.5%和34.6%，明显高于同龄的普通人群。

我和几位同事在办公室曾经探讨过公务员的这种典型现象，说现在的公务员除了令人羡慕的旧"三高"——学历高、收入高、保障水平高外，还出现了新"三高"——血压高、血脂高、血糖高。虽然这只是我们的一种调侃，可也确实是一种真实的现象。这与他们工作任务重、日常活动量小、竞争压力大密切相关，造成了大部分公务员身体都是亚健康状态。

我有一个在某行政部门工作了3年的小侄子，今年29岁。有一天他向我抱怨，工作3年来基本上未参加过健身运动，原因是工作太忙。有时候为了准备会议材料，整晚都得伏案写作，搞得自己身心疲惫，根本没有心情锻炼。还好在大学的时候自己经常参加体育锻炼，有一个比较好的身体底子。除此之外，隔三岔五的饭局也让自己疲于应对，"酒桌上好说话，很多工作都得借助酒桌才能完成，为了工作，喝酒也是没有办法的事情。"3年下来，他的身材如吹气球般膨胀，不足1.7米的身高，体重却由刚毕业时的60多公斤快速增长到80多公斤，在去年体检时测出高血脂。即便这样，他也并未打算采取任何措施。"叔叔啊，在机关工作，有几个没有高血脂、高血糖的呀？"他无奈地说道，"你跟我说通过运动控制高血脂和高血糖，我记得，可哪有时间运动呀！"

对于这种现象，我也很是无奈。毕竟社会现实就是这样，可是看到像我侄子这样的年轻人，年纪轻轻就"三高"，不禁痛心疾首。我们在分析了影响公务员身体健康的重要因素之后，归结为两个方面：健身意识差、预防疾病意识差。他们所存在的健康问题主要是由他们的工作和生活方式造成的。

我建议公务员们增强运动意识，改善自己的工作和生活方式，多运动，将锻炼当作生活的一个重要组成部分，甚至与休闲结合起来。少开车，少坐车，有意识地步行去上班，多爬楼，在休息的时候可以做做操，全身运动运动。

我侄子当时也接受了我的建议，为了让他增强信心，我还告诉他一个他同行的例子。我认识一个曾经在某行政单位担任一把手的主任。他在退休之前，就养成了运动的习惯，不论工作多忙，每天早晨都要坚持至少跑步或散步半个钟头，即便在办公室里坐着，也时常有意识地站起来走走，伸展下身体。退休之后，这个习惯一直坚持了下来。为了填补退休之后的空闲时间，他还开始研习书法。如今的他，年过七旬却耳聪目明、精神矍铄，练得一手好毛笔字。

所以我觉得很多患者说工作忙只是借口，最根本的原因还在于缺乏健身意识。培养运动习惯不需要高精尖的技术，更不需要多少资金支持，只需要健康知识与毅力，这是最廉价而有效的防病治病措施。希望广大的公务员们能尽快纠正自己的错误思维意识，赶走一切借口，从现在开始积极行动起来，远离高血脂，拥抱健康。

老师教学压力大，心理减压多交流

在众人眼中，教师是一个让人羡慕的职业，每天只需要讲讲课，又不太累，还有寒暑假，挺好的啊，除了可能会有嗓子痛这样的职业病之外，几乎没有什么健康隐患。

可是事实并非如此，近些年通过对老师体检结果的统计分析，我发现了一个令人心痛的事实：高血压、高血脂、高血糖已经替代咽喉炎、下肢静脉阻塞、肩周炎成为老师们新的主要健康问题。如此一来，老师们的健康前途十分堪忧了。

去年的教师节前夕，我们医院对市里的两家高校和所辖的十一所中学的老师进行了体检，体检总人数接近8000人。结果出来以后，医护人员对老师们的体检结果进行了统计，结果很是令人遗憾，老师患高血脂的问题非常严重，比例高达40%，其次是高血压，比例达10%～20%，还有就是高血糖，比例在10%左右，而体检结果为"正常"的人数平均只有10%。

我们在交流的时候百思不得其解，"以往由于经常要用嗓子，所以老师们得咽喉炎的多；要站立着书写板书，所以得下肢静脉阻塞的多，可是怎么也没有想到，高血脂、高血压等代谢综合征的患病率也会如此高。"

我在通过和学校里的老师以及一部分领导交流后，发现代谢综合征发病高与老师压力大有很大关系。毕竟长期以来，老师肩负着教书育人的重任，面临的社会压力、竞争压力、升学压力都非常大。在我和一部分老师交流的时候，还发现了一个令我哭笑不得的现象，很多男老师喜欢喝酒，因为他们认为喝酒能够减压。

如果你觉得这个证明老师"三高"发病率高的证据尚不充分，那么英国伦敦大学学院科学家的研究结果会告诉你：工作中的压力确实是代谢综合征的诱发因素。他们对一万多名英国文职雇员进行了研究，追踪了这些人在过去20年中所承受的压力水平。结果很明显，与那些在工作中没有或只是偶尔承受压力的人相比，那些长期在工作中感到压力的人出现代谢综合征的概率要高出近2倍。

当然，如果我们仔细想一想，其实不难理解，老师群体出现"三高"是一种必然的结果。一般老师的生活方式多年如一日，相当单调。再加上这些年持续不断的教学改革，竞争的压力越来越大。要知道学生考试、升学的压力其实老师都有。除此之外，教师还要面对职业竞争、职业倦怠等问题，这么多压力，出现代谢综合征就不会奇怪了。

我曾治疗过一位高中数学教师，她还是班上的班主任，在她班上有两三个学生特别捣蛋，平时不好好学，作业不好好做。她试过把这几个学生留堂，专门给他们补课，并且陪他们做作业，谁知学生们根本不买账。眼看要到期末考试了，这位女教师心里特别着急，担心这几个学生拖自己班的后腿，有时候整晚都睡不着，即使睡着了也老做梦。久而久之，这位女教师不仅患上了高血脂，还有了心理疾病，不得不服用抗抑郁药和镇静类药物来调节自己的病情。

虽然现在很多教师的工资与自己的"业绩"有一定的联系，他们不得不为了"升学率"去废寝忘食，但是作为一名医生，我还是希望老师们能够学会在日常生活和工作中给自己"减压"缓解心理压力。

比如，老师们可以利用自身的"优势条件"——假期，充分利用寒暑假放松自己。我建议老师们如果发现自己陷入焦虑或抑郁无法排解时，不妨想办法，如调课、休假几天、外出旅游、度假，跳出工作的小圈子，开阔一下心胸，给自己换个环境充充电。

再者，如果碰到烦恼时，不妨找家人或好友倾诉，在疏解压力的同时，还能找到解决问题的办法。对于中青年教师来说，可以找那些经验丰富的老教师"取取经"，不要对自己太苛刻，不要太过于和别的班级相比。

当然还有最重要的一点，就是养成定期运动的好习惯，不要吃完饭就伏案工作，一定要多运动运动。

绕开这些不降反升的高血脂防治误区

诱发血脂升高的药物黑名单

如今我们大家都有这个常识：不管是什么药物，都是有毒副作用的。至于对哪些器官或者组织有损伤作用，大家都一知半解。接下来我们就了解一下哪些药物是已经证实了的诱发高血脂的罪魁祸首。这份黑名单上的药物，可以引起血脂异常，使对人体健康有害的总胆固醇、甘油三酯、低密度脂蛋白和极低密度脂蛋白不同程度地升高，而使有益于人体健康的高密度脂蛋白降低，给人体造成损害，对高血脂的产生起到"幕后推手"的作用。

在这份名单上的药物有不少是处方药，你的医生在开这些药时会帮你考虑到对血脂的影响。但是我更想向大家介绍的是一些大家日常生活中的常用药，现在就来看一看你是否正在或者曾经服用过这些药物吧。

首先是降压类药。复方降压片是常用的降压药之一，患者用药后血压缓慢下降，控制住了血压，但是甘油三酯和胆固醇却明显升高。此药还会降低高密度脂蛋白，这样一来就更容易使血液中的胆固醇升高了。

还有就是利尿类药物。由于利尿类药物中含有双氢克尿噻和氯噻酮成分，长期服用可以让血清总胆固醇和甘油三酯的水平升高。曾经有研究发现，如果每日服用双氢克尿噻 50～150 毫克，连续使用 3～6 个月，可以让甘油三酯上升 43.2%，胆固醇上升 29.3%，极低密度脂蛋白上升 17.8%，低密度脂蛋白上升 10%，而高密度脂蛋白下降 12%。

除此之外，还有一些 β 受体阻滞药，心得安是以前临床常用的 β 受体阻滞剂之一，在服用心得安 2 个月时，可以让血清甘油三酯水平升高，高密度脂蛋白水平降低。服用半年后，血清总胆固醇和低密度脂蛋白水平也随之升高，因此，它也不适宜长久服用。目前在临床上心得安已经很少使用，如果你还在使用这种药物，请咨询医生改为副作用更小的 β 受体阻滞药。

此外，对于女性来说，如果长期口服避孕药，那么你的低密度脂蛋白胆固醇和甘油三酯水平会明显升高。而对高密度脂蛋白的影响则取决于口服避孕药中所含雌激素和孕激素的比例，因为口服避孕药是一种由雌激素和孕激素按不同比例合成的人工甾体激素制剂，所以男性朋友们，为了你心爱的妻子的身体健康，请你们采取其他的避孕方式吧。

说了这么多，大家可能在心中都会有一个疑问，比如说，"我明明有高血压，还不让我服用降压药，血压控制不住岂不是更加危险？"

我并不反对大家服用药物去遏制目前所患的疾病，只是希望大家能够在各自医师的指导下，科学合理地用药，以便最大限度降低服用药物所带来的副作用。毕竟控制住一种病情的同时出现另一种新病情的现象，是大家都不想看到的吧？

"洗血"治标不治本,这种"降脂捷径"纯属侥幸心理

有一阵子,关于"洗血"降血脂的消息满天飞,引起了很多高血脂患者的疯狂追捧。据了解,这种所谓的"新型疗法"是专门针对高血脂患者的,它能将患者的血液从手臂引出体外,再经过"血脂分离系统"使血液中的甘油三酯、胆固醇水平降低。这一消息也引发了我们科室医生的大讨论,最终我们发现,所谓的"洗血",其实原理跟肾衰竭患者进行血液透析原理类似,只是"滤芯"不同罢了。

不可否认,洗血确实能够达到降低血脂的目的,这是一种直接过滤血液的物理方法。可你要明白一个前提:洗血脂最重要的治疗对象是一些因家族遗传而有恶性高血脂的病患,是到了万不得已时候的最后"救命稻草"。比如对于那些胆固醇可能高达300～400mg/dl,甚至上升到1000mg/dl以上的患者,这个时候药物治疗已经不能控制了,就只能用洗血脂的方法来降低血中胆固醇浓度了。但请你记住:这绝对不是拿来预防高血脂的方法。

你一定很好奇,这种治疗在进行时,究竟是如何"洗血"呢?其实方法很简单,就是让高血脂患者两个手臂各插一根针,一边输出血液,一边则输入洗掉血脂的正常血液。"洗血"时,这种设备可以将流出的血液先经过一个血浆分离器,然后将分离出的血细胞原封不动地再输回患者体内。血浆不断通过滤器排除有害脂肪,让甘油三酯、胆固醇明显降低。虽然这个"洗血"原理很简单,不过隐患却是不小的。

"洗血"之后，高血脂患者的血脂指标的确会有所下降，身体也会轻松许多。不过不要高兴得太早，这种效果只能保持一周左右，可以说是治标不治本。而且，"洗血"的方法不仅价格昂贵，还消耗大量的时间。最让人担心的是，可能还会造成一些不可预估的副作用，譬如在清除有害物质的同时，将有益身体的物质也洗掉了，免疫力有可能会降低或引起过敏反应。

为什么"洗血"不能分辨好坏，既洗掉了"坏胆固醇"，又洗掉了"好胆固醇"和免疫球蛋白呢？因为它只是用人工物理方法去掉你血液中多余的脂肪，但对于机体功能的改善没有任何意义，产生血脂的"源头"依然存在。由此看来，洗血降脂并非一劳永逸。

对于广大的患者来说，控制血脂最安全有效的方法就是要做好舌尖和脚尖的工作。通俗来讲，其实就是吃和运动，要降低饮食中的胆固醇，多做一些合理的运动，只有这样才能从根本上给自己一个健康的体魄。

控制血脂，建议一般能不使用药物的时候，就尽量通过其他一些手段来恢复健康。如果通过一些非药物的方式，降血脂效果仍然不理想，那就应该根据高血脂患者的不同类型，选择调脂药物长期坚持服用，定期复查血脂水平。想要走捷径，选择"洗血"的方法，终究是治标不治本、浪费时间和金钱，大家千万不要为它所达成的暂时效果所迷惑。

别受"木糖醇"迷惑，吃完小心升糖又升脂

不管是在家还是外出旅游，你是不是都会带一盒木糖醇口香糖，在无聊的时候嚼一粒，上班的时候边办公边咀嚼呢？是什么让你对木糖醇口香糖如此宠爱有加？难道是因为它的广告词"木糖醇可以完全代替糖，吃了不会发胖，糖尿病患者也可以放心食用"？

我们可以去超市逛一逛，逛的时候你就会发现现在添加木糖醇的食品越来越多：饼干、糖果、奶粉、萨其马，还有用于烹调的木糖醇粉，而口香糖的包装上更是随处可见"木糖醇"三个字，似乎不是木糖醇的都不好意思卖。然而，木糖醇真的能够令你放心吗？

客观来说，口香糖里添加木糖醇是有原因的。一般木糖醇不容易被微生物发酵产生酸性物质，从而减少龋齿菌和齿垢的产生，对预防龋齿有一定的功效。很多朋友认识木糖醇，也都是从口香糖开始的，正是我们可能会认为木糖醇热量低，所以在吃其他木糖醇食物的时候没有节制。这恰恰中了它的圈套，木糖醇吃多了其实也是会发胖的。而且木糖醇偏凉性，它不能被胃酶分解，直接进入肠道，在肠道内吸收率不到20%，容易在肠壁积累，造成渗透性腹泻，还会对胃肠有一定刺激，可能会引起腹部不适、胀气、肠鸣等。

在欧美国家，含有木糖醇的食品，都会在标签上注明"过量摄取可能会导致腹泻"这样的消费提示。不过遗憾的是，国内市场上销售的含有木糖醇的食品上却很少有这种标识。更有一些知名口香糖生产商表示，其生

产的木糖醇口香糖中"木糖醇含量较低,并不足以引起腹泻","没有必要"贴上这样的注意标签。

不过凡事都会积少成多,以中国人的体质,一天摄入木糖醇的总量不能超过 50 克,一般光嚼嚼口香糖应该没什么问题,但如果吃大量其他木糖醇食品就需要注意用量了。否则,你可能会把自己的牙齿保护好了,却让自己越来越"富态",而且在不知不觉中,血脂也随之升高了。

我国有几千万名的糖尿病患者,他们体内的胰岛素分泌功能紊乱,不能食用过多的糖,就连少量的糖也可能引起不良后果。于是市面上出现了很多以他们为对象的大量无糖食品,比如超干啤酒、南瓜汁饮料、无糖奶粉、无糖饼干、无糖麦片、无糖口香糖、无糖糖果等,这些无糖的背后很可能就是添加了木糖醇。

木糖醇对机体血糖升高的幅度和速度,相对于其他的糖类来说可能会有所降低,不过一旦摄入过多,就会产生副作用,造成血中甘油三酯升高,引起冠状动脉粥样硬化,所以建议高血脂和糖尿病病人都不宜多食木糖醇。尤其对那些患有由胰岛素诱发低血糖的人,木糖醇更是"禁忌之糖"。

想要预防高血脂,就要先正确认识高血脂,高血脂能引起脂肪肝、动脉粥样硬化、代谢综合征和心血管疾病,可谓是"百病之源",也因此造成死亡率居高不下。但高血脂不是不治之症,只要我们注意养成良好的生活方式,加强饮食和运动的管理,避开引发高血脂的误区,就能远离高血脂,健康长伴。

如果医生得了高血脂
hyperlipidemia

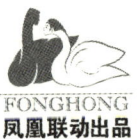